催眠治疗实务手册

学习艾瑞克森学派催眠治疗必备手册

蔡东杰 著

U0241622

中国纺织出版社有限公司

著作权合同登记图字：01-2021-2358

图书在版编目（CIP）数据

催眠治疗实务手册 / 蔡东杰著. --北京：中国纺织出版社有限公司，2021.10

ISBN 978-7-5180-8611-5

Ⅰ. ①催… Ⅱ. ①蔡… Ⅲ. ①催眠治疗—手册 Ⅳ. ①R749.057-62

中国版本图书馆CIP数据核字（2021）第108277号

责任编辑：闫 星　　责任校对：高 涵　　责任印制：储志伟

中国纺织出版社有限公司出版发行
地址：北京市朝阳区百子湾东里A407号楼　　邮政编码：100124
销售电话：010—67004422　传真：010—87155801
http://www.c-textilep.com
中国纺织出版社天猫旗舰店
官方微博 http://weibo.com/2119887771
三河市延风印装有限公司印刷　各地新华书店经销
2021年10月第1版第1次印刷
开本：880×1230　1/32　印张：6
字数：99千字　定价：49.80元

凡购本书，如有缺页、倒页、脱页，由本社图书营销中心调换

　　2001年冬天，参加由高雄张老师举办的催眠师训练工作坊，展开了我学习催眠治疗的旅途。这次工作坊由夏琳·艾克曼（Charlene Ackerman）教导美国国家催眠师协会（National Guild of Hypnotists, NGH）催眠治疗师认证课程。课程规划包含75小时的课堂教学与练习，以及25小时的自我学习。课堂课程安排在三个周末，而自我学习的部分，则只需要上交简单的表格，说明这25个小时做了些什么，可以是阅读、催眠技巧练习，或同伴讨论。课程结束就可以得到一张很精美的英文证书。

　　除了精美的证书，在工作坊中我学习了催眠的概念和催眠引导的方法。我惊讶地发现，催眠可以很有效率地改变被催眠者的经验，这是谈话性治疗很难达到的。治疗效果和我原本熟悉的心理剧非常类似，但不必像心理剧一般费时费力。同时，借由在课程中成为同学催眠的对象，我体会到前所未有的放松经验，那是放松练习时做不到的。课程结束，我改掉了每天喝3杯咖啡的习惯；几个月后，体重由73公斤减到65公斤。这些都是上课前不曾预期的。

这个课程教导的是传统催眠，催眠引导、治疗、深化和唤醒，都依照固定的脚本进行，学习上有固定的方法和步骤，很方便初学者入门。但是当个案的情况和脚本不同，或是催眠反应不理想的时候，催眠师就会不知道该如何继续，造成学习的瓶颈。另一件很有趣的事，是台湾的催眠师好像都只会做前世催眠，以至于催眠很难被精神医学和心理治疗的专业同仁所认同。这些是我学习催眠初期遇到的困难，也是我想要推广催眠治疗必须克服的障碍。

2002年9月我前往美国亚利桑那州菲尼克斯，参加艾瑞克森基金会（The Milton H. Erickson Foundation）举办的催眠密集训练（Intensive Training）。密集训练包括初级、中级和进阶三种课程，每阶段课程都为期一个星期。两个星期的初级和中级课程，从科学的角度认识催眠，学习催眠引导技巧，以及催眠在心理治疗中的运用。在这里，催眠是科学的，我有一种回家的踏实感。最重要的是，我认识了艾瑞克森这位天才。对于有兴趣研究催眠治疗的同好，不论是初学者或是有经验的人，密集训练都是值得推荐的课程。

当时，在台湾关于艾瑞克森的中文书籍只有《催眠之声伴随你》和《催眠天书》。然而我研读这两本书之后，发现除了赞叹艾瑞克森的天才，似乎很难将催眠和艾瑞克森的治疗模式结合在一起。

2004年艾瑞克森基金会的执行长杰弗瑞·萨德博士（Jeffrey K. Zeig, Ph.D.）来台湾举办工作坊，同时在台湾出版了他的《艾瑞克森：天生的催眠大师》与《跟大师学催眠：米尔顿·艾瑞克森治疗实录》两本书，这让我有机会复习在菲尼克斯学到的课程，也开始对艾瑞克森学派的催眠及治疗有较深入的了解。我也借此与萨德博士建立了进一步的联系，并在他的鼓励下，与周立修和区大正两位医生于2005年1月14日成立了高雄艾瑞克森催眠暨心理治疗研究发展中心（The Milton H. Erickson Institute of Kaohsiung），进而于2007年11月11日成立了学术社团——华人艾瑞克森催眠学会（The Milton H. Erickson Society of Taiwan），而台北的伙伴们也在2014年初成立了台北艾瑞克森中心（The Milton H. Erickson Institute of Taipei），这些机构成立的目的是推广艾瑞克森催眠及心理治疗。

在推广催眠治疗的过程中，我们发现民众对于催眠有很大的需求，但也存在许多误解。如前面提到的，误以为催眠只有前世催眠，造成部分民众对催眠有过度的期待，想以此来证明前世经验的存在；同时也造成另外一部分民众排斥催眠，认为这是怪力乱神。此外，还有电视上的催眠舞台秀，催眠师刻意强调催眠师有能力控制催眠对象，让许多人担心受到催眠的伤害。为了满足民众对催眠治疗的需求，需要培养具备催眠治疗能力的专业人员，所以我们举办专业同仁的催眠治疗训练课程，希望更多伙伴加入催眠治疗的行列。

在催眠治疗的教学活动中，我们教导学员催眠引导的原则、催眠在治疗中的运用，以及艾瑞克森如何以催眠为基础发展出他独特的治疗模式。参加的学员常会询问与课程相关的书籍，于是促成了这本书的出版。

本书是一本实用手册，期望读者研读后，能够具备基本的催眠治疗能力。为了达到此目标，本书编排上并不着重于理论的描述，而以最精炼的方式介绍催眠与治疗的概念。第一章"传统催眠引导与艾瑞克森引导原则"介绍传统催眠引导，让初学者了解催眠引导的架构，以作为进一步学习艾瑞克森学派催眠的基础。第二章"催眠现象与治疗运用"介绍催眠现象，了解催眠现象才能在催眠过程中清楚进行的方向。而以催眠现象的视野了解疾病的现象，可以作为往后拟定治疗方向的参考。文中使用"现象学"一词，仅就整体催眠现象的了解，并不涉及学术的探讨。第三章"催眠状态的观察与感觉敏锐度"，让读者通过练习提升感觉敏锐度，以掌握个案被催眠的状态，即时提供最适合个案的介入方式。第四章"ARE模式"

介绍密集训练发展出来的三阶段催眠引导步骤。第五章"催眠语言"介绍各种催眠语言模式；熟练催眠语言模式，催眠师可以为个案量身定制催眠脚本。第六章"催眠引导过程"和第七章"小兔子呼呼治疗"是两次催眠治疗实例的逐字稿和评论，读者可以了解催眠如何在心理治疗中实现。

催眠是经验性的。催眠师进入催眠的经验，能够帮助催眠师了解个案被催眠时可能的经验。因此，建议研读本书时，以两人以上的研究小组进行配合练习。除了知识概念的研读外，各种练习也是学习的重点。练习可以双向性体会"做催眠"和"被催眠"的经验，做催眠的时候努力让伙伴出现预期的催眠现象，被催眠的时候努力让自己体会更多的催眠经验，让催眠的学习不只是"知道（know）"，而是进一步的"领悟（realize）"。

期盼这本书为您展开学习催眠治疗的旅途。

蔡东杰

踏上催眠的冒险旅程

提到"催眠"这两个字，眼睛立刻为之一亮。这么多的迷信、这么多的迷思、这么多的谬误加诸在催眠这个概念上。然而，催眠究竟是什么呢？

催眠是一种知觉聚焦的状态，催眠中的人能够接触到以往所未发现的心理和生理潜能。这不是麻醉，被催眠的人不会失去意识；催眠也无法迫使人们做出不道德的行为。而且，催眠的临床应用已经有很长的历史。

早在18世纪就已有人学习催眠，当时这个技术被称为"梅斯默术（Mesmerism）"。19世纪有许多专家研究催眠的使用，特别是在法国和英国。弗洛伊德到法国学习催眠，因为当时催眠是治疗精神障碍的唯一方法。历史上，催眠被广泛运用在医学、牙医以及心理治疗的领域。

在20世纪，艾瑞克森是催眠理论与应用最杰出的贡献者。然而，他只在治疗中百分之十五的时间应用正式的催眠。但是，他百分之百的时间都在利用从催眠延伸的技巧，将之应用于他称为"催眠状态的自然使用（naturalistic use of trance）"的治疗方法。

催眠可以作为治疗沟通的基础。所有健康医疗专业人员都应该学习催眠，因为催眠的原则可以最有效率地协助病人克服困难。健康医疗从业人员常遇到这样的问题，他们发现传递出去的信息并不必然被个案所接受与遵行。个案的顺从可能不符合治疗者的期待，如开了药给高血压的病人，但他或许不会好好地服药。

人们所知道的，和人们所领悟的，可能不尽相同。人们知道要健康饮食，知道在人际关系中要和善，知道他们能够改变情绪。医疗人员面临的困境是，如何协助人们从知道的境界转移到领悟的境界。催眠可以是一座桥梁，串连起这段旅程。

对催眠有兴趣的临床治疗师将会从这本书获益良多，你将学习到传统以及艾瑞克森学派的引导方式，并学习催眠现象的应用，了解如何运用这些现象来对治疗产生作用。你也可以研究如何在治疗中使用催眠。

这次冒险旅程的导游是蔡东杰医生。这本《催眠治疗实务手册》，必然成为经典，这是最早以中文书写的关于催眠的书籍之一。蔡医生是一位知名的精神科专科医师，在台湾是催眠实务的领导人物。蔡医生也是台湾艾瑞克森学派治疗和艾瑞克森取向催眠最重要的训练师。他是养全诊所院长，也是高雄艾瑞克森催眠暨心理治疗研究发展中心以及华人艾瑞克森催眠治疗学会的共同创始人。

蔡医生是我多年的好友。他极力将进阶的治疗方法介绍给专业伙伴，我很荣幸能够支持他。

杰弗瑞·萨德博士（Jeffrey K. Zeig, Ph.D.）

米尔顿·艾瑞克森基金会执行长

The Milton Erickson Foundation

2632 E. Thomas Road, #200

Phoenix, Arizona 85016−8220

USA

www.erickson−foundation.org

以实证精神写成的一本书

35年前，在加拿大接受儿童和家庭精神医学住院医师训练时，我的心理治疗的督导老师是出版整合式心理治疗（integrated psychotherapy）的Knobloch教授，他将精神分析、动力心理治疗、行为治疗、完形治疗等整合在日常的行为治疗中。有一次在团体督导，他示范如何突破个案阻抗作用的技巧时，使用了催眠技术，这是我第一次看到催眠心理治疗的应用。受此影响，我报名参加了一位资深催眠治疗师主持的催眠治疗工作坊，可惜的是那一天我未能进入催眠状态，加上儿童心理治疗的老师认为儿童不适合催眠治疗，因此我就放弃了催眠治疗，而以动力心理治疗、行为治疗、认知治疗作为我服务儿童、少年及其家庭的基本模式。

15年前，我到高雄市立凯旋医院服务时认识了蔡东杰医生，他当时是住院总医师，他话不多，总是默默地安排和执行住院医师训练课程，安排全院的医疗、训练和研究活动。蔡医生做事情井然有序，对病人关心照顾，对同仁协调沟通，总能顺利完成他的任务。蔡医生取得专科医师资格，升任主治医师后，持续展现他对心理治疗的兴趣和对病人的关心，因此，他积极接受更多的训练，包括出国训练，引进催眠治疗，并有系统地推广。他先在高雄成立艾瑞克森中心，然后逐步推展到符合艾瑞克森基金会的要求，最后成立华人艾瑞克森催眠治疗学会，担任理事长。在这个发展途径中，他不断精进自己的知识、能力，并且积极办理工作坊，训练有兴趣的催眠治疗者，现在，更将催眠的理论概念和催眠治疗的实务编写成《催眠治疗实务手册》一书，相信对于对催眠有兴趣者，这是很有用的一本手册。

《催眠治疗实务手册》有两个最大的特色。第一个是内容符合实证的描述。一般人对催眠有很多迷思，本书除了对部分迷思提出正确的说明之外，我认为最重要的是：以实证的方法证明，引发意识状态改变，达到不同深度的催眠是可能的。这在第一章首先说明，接着蔡医生在第二章对催眠现象，以及以催眠现象说服被催眠者接受已被催眠，有详细的说明，而这一章也让外行人对催眠现象有所了解。第三章是对所有人都非常实用的一章，它说明感觉敏锐度是催眠师十分重要的基本能力，而且提出训练的方法。在现代社会里，沟通是不可或缺的能力，譬如亲子沟通、家人沟通是良好家人关系和子女健康成长的基本，工作同仁沟通、带领者和被带领者的沟通，是完成工作任务所不可少的，甚至在医院，反复正确的沟通，是确保个案安全的核心目标。因此，第三章对每一个有意促进沟通技巧的人都十分有用。第四章之后，则是催眠治疗执行时的许多实用技能。最后，第六章和第七章呈现大师催眠引导的过程和催眠治疗的过程，让读者对催眠治疗有通盘的了解。本书的第二个特色是提供许多练习的题材。除了上述感觉敏感度之外，第五章催眠语言，也有许多练习的材料，供学习催眠者反复练习。在催眠治疗的过程中，语言和非语言都扮演着十分重要的角色，掌握催眠语言是必备的技能，因此勤加练习，必有助于催眠治疗技能的精进。

综合而言，蔡东杰医生集十多年的功力，写了这本《催眠治疗实务手册》，将催眠的过程及其在心理治疗中的应用，逐步呈现出来。这本书不只是认识和学习催眠治疗的实用手册，对一般人而言，经由练习，也能提升观察的敏感度，而促进有效的沟通。特此推荐。

宋维村

天主教若瑟医疗财团法人若瑟医院首席顾问

台湾心理治疗学会第二任理事长

催眠：在连结中发现"爱"的治疗学派

东杰邀请我为他的大作《催眠治疗实务手册》写一篇简短的推荐文，我有些迟疑，因为我对催眠治疗不太了解，推荐文应该是由内行的人来写较妥当。况且，坦白说，我对催眠治疗有成见，我认为它有点"操纵人"的味道。对我来说，操纵个案，有将人"物化"的嫌疑，我不能接受人与人不对等的治疗法。在我的印象中，催眠治疗师好像自视高人一等，治疗的过程好比舞台秀，催眠治疗师不是我想成为的那种治疗师。

东杰过去十年参加我的教学训练工作坊不下十次，我曾经问他："我的教学训练和催眠治疗之间的关联是什么？请你讲给我了解好吗？"他沉思了半晌，好像一言难尽；有时候，长话是无法短说的。

我接着说："你在我的工作坊中，有时候体验到有共鸣处，你自然流下泪来，我当场也受到你的引发，有时也会自然湿了眼眶。"我清楚地了解，东杰和我挂的牌，虽各属不同的治疗学派，但是我们两个"人"都很珍视人间最有意义的活动——"人"与"人"的连结；发现"爱"的感觉流动在人与万物之间时，会有"美"的感受和感动。因为这个共同点，我决定接下这个邀请。

阅读书稿的过程中，我渐渐放下自己的无知和成见，对于助人工作的想法，又有了相当的启发和了解。

尤其是本书的第二、六、七这三章，对我而言特别有意思。

第二章"催眠现象与治疗之运用"，阐述催眠现象的发生是催眠治疗的基础，而这些现象是人们日常生活中常见的。个案在治疗师的引导下进入专注的状态，进而引发催眠现象。知觉的聚焦就是催眠的特征，这种特征出现的面貌（现象）会因人而异，治疗师会依照个别个案经验催眠现象能力的不同，拟定治疗策略，运用启发性、经验性、戏剧性和弹性的过程，引发现象的改变。"催眠"并不存在，它只是方便用来描述一个次现象的概念罢了。

第六章"催眠引导过程"呈现艾瑞克森1964年在美国医师年会中的示范催眠治疗过程。阅读本章时，我脑海中不禁浮现萨提亚（Virginia Satir）工作中的影像。我非常讶异于他们两人怎么这么相像？！都是20世纪六七十年代跨越国际的助人工作者及当代人争相追随景仰的大师，两人都展现引导戏剧性、启发性、隐喻的目标导向及系统性的治疗过程。阅读艾瑞克森的治疗过程记录后，我再度认为"催眠"和"治疗师"并不存在，只是方便用来描述一个次现象的概念。

第七章"小兔子呼呼治疗"是杰弗瑞·萨德在1995年的示范教学。正如他本人所说，这次治疗可见其心灵教父的影响——艾瑞克森、弗利兹·坡兹（Fritz Pearls）、巴布·葛丁（Bob Goulding）、玛丽·葛丁（Mary Goulding）、卡尔·罗杰斯（Carl Rogers）、史蒂夫·笛薛兹（Steve De Shazer）；不过，这几位大师的影响力远不及萨德博士自己天生的性格特色。在多方熏陶之下，他展现了一场极不同面貌的催眠治疗，整个过程的起承转合，可见个别社会文化的特色。可惜碍于专业不同，有些转折对我而言不易理解。

有关催眠治疗的技术、步骤、治疗结构及养成训练等，这本手册中都有简单扼要的说明，叙述的文字也力求清晰，想要了解艾瑞克森催眠治疗法的读者，我极力推荐参考这本手册。

吴就君

美国南加州大学社会工作博士

华人伴侣与家族治疗协会创会理事长

目 录

第一章

传统催眠引导与艾瑞克森引导原则

催眠引导（**Hypnotic Induction**）

催眠是一个改变状态的过程，由一般的意识状态进入催眠的状态。这个过程并非无端突然地发生，而是通过催眠引导而达成。特别是在催眠治疗的情境，催眠师借由催眠引导与病人建立连结，参与个案的催眠经验，催眠引导可以说是催眠师"做催眠"的方法和过程。开始进行催眠引导，有点像培养感情。想要引发（elicit）出一种情绪状态，例如爱情，我们不能只说"进入深深的恋爱中"；相同地，我们不会只是命令一个被动的病人"进入深深的催眠中"，而引发催眠。

请注意前面句子中的一个关键词："引发"。催眠是引发出来，而不是引导出来的，虽然本段的标题和一般的说法是"引导（induction）"。俄尼斯特·罗西（Ernest Rossi）在他和米尔顿·艾瑞克森（Milton Erickson）的共同著作，包括《催眠现实》（*Hypnotic realities*）在内的许多书中，中肯地说明了引发模式。"引导"一词让人在脑海中出现对被动的病人植入暗示的画面。引发则说出催眠的精髓——催眠治疗师建立了让病人可以让过去蛰伏的恍惚（trance）要素萌芽的条件。

传统催眠（Traditional Hypnosis）

艾瑞克森的许多治疗案例流传至今，令人津津乐道，展现了他的天才和个人风格。然而，艾瑞克森马赛克式（mosaic）的治疗风格，对初学者而言却是学习上的障碍。人们往往在研读完他的治疗案例之后，只能赞叹他惊人的治疗功力，却无法理解疗效发生的关键。艾瑞克森的治疗源于催眠，所以学习传统催眠的原则和技巧是学习艾瑞克森学派心理治疗的基础。

描述艾瑞克森学派治疗模式的优点之前，我们先探讨催眠的传统模式。传统模式由五个阶段呈直线排列而完成：前引导期（pre-induction）、引导期（induction）、深化期（deepening）、治疗期（therapy）和结束期（termination）。直接暗示是传统催眠常用的技巧。传统催眠是线性的模式，初学者借由学习传统催眠，可以了解催眠治疗的基本架构。以下是传统模式的简单描述：

一、前引导期

（一）建立关系

治疗师和个案建立治疗关系，这和一般的医学、牙科和心理治疗的情境是相同的。例如："我们在这里谈论这个重要的议题，你和我可以一起工作，我会努力提供你需要的协助，帮你解决这个困难的情境。"

（二）对问题作诊断

传统治疗师对问题的诊断，通常是研究问题的历史和细节，以了解问题的成因以及对个案造成的影响。

（三）辨明并消除个案对催眠的迷思

了解个案的问题之后，就会开始讨论催眠的议题。个案对于催眠最常见的迷思是关于控制力的，认为催眠会让人失去控制，迷迷糊糊不知道催眠过程发生的事，并且会听催眠师的指令说出心中的秘密，或是做出违背自己心意的事，例如说出提款卡的密码，或做出平时不会做的违法行为。另一个常见的迷思也是关于控制力的，个案会认为催眠后，可以对催眠暗示更开放，或是对自己的意志力有超乎寻常的掌控，例如，以为能记起多年前看过的车牌号码，即使当时并没有真正看清楚。这些都是对催眠不切实际的期待。

了解并消除个案对于催眠的迷思，是催眠治疗能够成功的重要基础。在正式催眠之前，询问个案对于催眠的了解和期待，并且和个案详细讨论及沟通，是必要的。催眠师也可以向个案描述什么是催眠，例如告诉个案催眠是一种注意力专注（focused attention）的状态，个案会将注意力专注在当下关注的事物上，在这种状态下，个案可以接触或了解平时未能觉察生理或心理潜能。催眠师通常会开放地问个案"你认为催眠的时候会发生什么事？""你希望催眠如何帮你解决问题？"等，借此了解个案对催眠的认知和期待。有机会在催眠之前和个案清楚沟通，可以避免不必要的误会，也可以让催眠和治疗得到最好的效果。

（四）受暗示性（suggestibility test）测试

催眠师会使用传统的受暗示性测试来确定个案被催眠的能力。例如，常用的受暗示性测试"电话簿气球测试"，要求个案将双手平举到水平位置，让左手掌心向上，想象上面放了一本很厚很重的电话簿，感受电话簿的重量把左手往下压；同时，让右手拇指向上，想象右手拇指绑了一条绳子，绳子上绑了一个大气球，感受气球把右手向上拉。催眠师可以请个案闭上眼睛，感受双手重量的差别，依据双手高度的差异来判断个案的受暗示性。受暗示性测试基本上是没有正式催眠引导的催眠过程，个案得到的信息是：如果他对引导过程有反应，就可以被催眠；相反地，如果他没有反应，即隐含着他不容易被催眠，如此就可能排除了个案从催眠治疗中得到帮助的可能性。

（五）询问过去催眠的经验

例如，催眠师会问个案"你以前是否被催眠过？""谁帮你催眠？""你认为自己是否被催眠了？""为什么你认为你（或没有）被催眠了？"等问题，这些都可以作为催眠进行前的重要参考。依循短期治疗的原则："有效的继续做，无效的就换个方法"，这些询问可以省去许多探索的时间，更快速地达成目标。

二、引导期

催眠师通常会使用个人喜欢的催眠脚本，大多是渐进式肌肉放松（progressive muscle relaxation）的暗示。

以下是一段常用的渐进式肌肉放松的脚本：

你即将体验到一种交互式的经验，我要你以一种非常积极的方式，运用你生动活泼的想象力来帮助你自己达到你渴望拥有的结果。

现在闭上你的眼睛，然后放松。想象一下你身体的肌肉都放松了，深深地吸一口气，很好，现在呼气，再一次深呼吸。

从现在起，每次你吸气的时候，想象新鲜的空气进入你的胸腔，呼气的时候，你的气从胸腔流出，同时你的身体充满了放松的感觉。在我对你说话的同时，你仍然可以感受那种放松。

放松你的头皮、前额、眉毛、你的眼皮、你的双颊、你的鼻子和嘴巴。尤其是嘴巴和嘴唇四周的肌肉，放松下来。

确定你的牙齿不是紧紧地咬在一起，只是放松。放松你的下巴，还有下颚，让你脸部的肌肉通通都放松，现在也让你的脖子放松，让脖子的前半部放松，也让脖子的后半部放松。一直放松到你的肩膀，感觉你的肩膀是全然地放松，除去肩膀上任何的紧张和压力，这样做的感觉很好。

现在，你的手臂也跟着放松，你的上臂、手肘和前臂。放松你的手腕、你的手掌。你的手指头都放松下来了。想象你的手臂、双手变得很沉重、松软、无力。沉重、松软、无力，就像一团湿的、刚洗过的衣服。

让你自己很自在地呼吸，注意你的呼吸比刚刚我们开始时，变得还要深沉、还要规律。感受一下你的呼吸，感受你呼吸的韵律。注意你的横膈膜，还有胸腔的收缩与扩张。你胸部的肌肉通通都放松了，一直放松到你的腹部，感受一下你腹部肌肉放松了，去除一些在腹部可能会有的紧张。

让你背部的肌肉也放松下来，那些背部的肌肉，一直到脊椎、一直到腰部，放松。完全地放松。也让你背部一些细微的肌肉放松下来。你的臀部也跟着放松下来，接着放松你的双腿、你的大腿、膝盖、你的小腿、你的脚踝、你的脚掌，还有你的脚趾头。就让这些肌肉通通都放松，你进入更深、更放松的状态。让自己放松，让你的身体和心理合而为一，感觉很好、现在你感觉非常好。

许多人会经验到一些身体的感觉，有些人会觉得手脚麻麻的，有些人觉得手或手臂会有刺痛感，而有些人则会一下子觉得麻麻的、一下子觉得刺痛。

有些人会感觉身体变得很轻，有些人则会觉得身体变得很沉重，如果你经验到的是身体变轻，那么，那个感觉像是你飘浮在椅子上方；如果你经验到的是身体变重，那么，你会觉得自己快沉到椅子里面了，肩膀也垮了下来。

有些人放松之后，会觉得口水分泌增加而想吞口水，这是可以的。有些人完全放松时，则会感觉眼球也在眼窝内放松了，这时眼皮可能会轻轻地颤动或跳动，这也是放下、放松的好现象。

有些人会经验到感官的扭曲或是肢体的分离，像是手好像跑到脚的位置，或是脚跑到手的位置，同样地，这也是一个好的现象，表示你正在放下、放松。

这些身体的征兆，有很重要的意义：如果你体验到这些征兆，就表示："你愿意并且也已经准备好，要让自己进入催眠了！"进入催眠的过程是渐进的。当我从1数到20，你可以依照自己的速度，在我数的过程中，容许自己进入催眠之中。

在我数之前，想象有一片云，像一张椅子包围着你的身体，想象这是一张有扶手的椅子。这是一片非常温暖、舒服的云，属于你自己的云。注意它是怎样包围着你的身体。现在，这一片云要带你去一个很美、很美的地方，一个生命中特别的地方，一个非常舒服的地方，一个让你感到快乐的地方，一个让你看起来很美好的地方。所以，请你让这一片云包围着你的身体，带你到一个特别的地方，在那里你会觉得快乐，觉得放松，觉得平静。现在，容许自己在那里一会儿。当我开始数的时候，你会进入越来越深、越来越深的催眠之中。

1、现在觉得越来越深，2、深至最底层，3、4、你觉得舒服、想睡，5、6、放下吧！7、8、越来越深，9、10、很舒服、放下吧！11、12、深至最底层，13、14、越来越深，15、16、现在让自己放下，17、18、越来越深，19、最后，20、进入最深最深的催眠中。

你的心现在放松了，并且能够开放地接受我给你的，对你有益的暗示，你可以接受适合你的暗示。

练习

依照上面的脚本，录下你自己的催眠引导录音，播放这段录音作为自我催眠的练习。体会催眠的经验，留意自己的录音中哪些部分效果良好，哪些部分可以再加强。修正后，再次录音播放，练习自我催眠。反复上述的过程，直到满意为止。你也可以找家人或朋友帮忙，依照上面的脚本为家人、朋友做催眠，请他们反馈。

三、深化期

催眠师会使用一些技巧加强催眠的经验，以加深催眠的深度。

（一）直接暗示

催眠师直接告诉个案："进入更深、更深的催眠状态"，如果催眠师拥有深沉浑厚的声音，较容易以直接暗示的方式达到催眠深化的效果。

（二）数数字

催眠师告诉个案："当我从1数到10，你将会随着我数的每一个数字进入更深的催眠状态。1、你觉得越来越放松，2、进入更深沉的催眠，3、完全地放松下来，4、很舒服很放松，5、进入更深的催眠状态，6、越来越深，7、最深沉的催眠，8、越来越深，9、就快到了，10、进入最深沉的催眠。"

（三）使用量尺（Scale）

催眠师让个案想象一把测量催眠深度的量尺，1代表最浅的催眠状态，20代表最深的催眠状态，请他闭上眼睛说出他觉得自己的催眠状态的深度落在量尺的哪个数字上。如果个案说10，催眠师会告诉他"10是很好的"，再请他做几个深呼吸让数字变成15；如果达成了就点个头，表示他已经进入更深的催眠状态。

（四）想象

例如"海滩的景色"——请个案想象自己躺在沙滩上看着海浪，随着海浪一次一次拍打上岸，自己逐渐进入更深沉的催眠状态；或是"走楼梯的方法"——请个案想象眼前有个十阶的楼梯，每往下走一阶，自己就进入更深的催眠状态。

（五）分段法（Fractionation）

经过一段催眠引导，让个案进入催眠之后，将个案部分或完全地唤醒，再引导个案进入另一个更深的催眠，再将个案唤醒。一连串的引导进入加上唤醒，可以让初次接受催眠的个案更容易体验催眠的过程。

（六）催眠现象的挑战暗示（A challenge suggestion for any hypnotic phenomenon）

例如，催眠师说："你闭上的眼睛被粘住了，试着睁开你的眼睛，而你将会发现你办不到。"当个案尝试睁开眼睛却办不到时，催眠师可以这样鼓励个案："很好，你已经让自己进入一个美好的催眠状态。"催眠现象的出现，是说服个案已经进入催眠的证据。

至此，经过了催眠引导和深化期，个案进入了一个被动的状态，控制力已经交给了催眠师或个案的潜意识。这样的隐喻是指，当个案交出了控制力之后，就比较容易接受暗示，而催眠师此时可以开始进入治疗期，为个案进行治疗。

四、治疗期

个案进入催眠状态后，催眠师以直接暗示的方式提供治疗，治疗的暗示可以是正向或是负向的。例如，如果个案的问题是恐怖症，催眠师可以提供正向的暗示，告诉个案："你在飞机上将会觉得放松，觉得舒服。"如果个案想要戒烟，催眠师可以提供负向的暗示，告诉个案："香烟的味道将会变得很难闻，你会讨厌香烟的味道，不再想要抽烟。"

五、结束期

催眠师将控制力交还给个案，让个案重新获得定向感，同时提供自我价值的暗示。例如："现在我要把你从催眠中叫醒，我会从1数到5，每数一个数字你就会越来越清醒，1、你慢慢地清醒过来，2、力量回到你的身上，3、慢慢地睁开眼睛，4、你从这次深沉的催眠清醒过来，头脑变得清晰，思绪变得敏锐，5、睁开眼睛让自己完全地清醒过来。你是一个很棒的人，有能力自己完成许多事情。"

在引导期、深化期，以及治疗期，治疗关系的建立是在潜意识的层次。在结束期，催眠师重新建立意识层面的治疗关系，协助个案恢复完全清醒的意识状态。最后则是要确认催眠的发生，让个案了解他已经体验到一些改变。例如，催眠结束后可以询问个案催眠的过程历时多久，病人可能回答十分钟，而实际的过程经历了二十分钟；病人发现到不一样的经验时，会突然体会到自己被催眠了。

传统的催眠引导模式是直线排列的，至今在治疗中仍然被广泛使用，成功率通常可以达到百分之二十至三十。传统催眠的教科书会提供许多的指导，包括前引导期如何和个案讨论什么是催眠治疗、受暗示性测试的方法和技巧、催眠引导的脚本、深化的技巧、各种不同问题的催眠治疗脚本，以及在结束期和个案讨论的要点等。

学习传统催眠，要熟练各个阶段所需的不同技巧；催眠引导、深化和治疗都可能有数个不同的脚本，催眠师在治疗之前要尽可能先熟记不同的脚本。治疗时，催眠师依照不同阶段选择适当的脚本，依序进行催眠步骤。

如此的治疗过程，对具有同样问题的个案使用同一个催眠脚本，如对每一位抑郁症患者使用一样的"抑郁症脚本"，可能会忽略每个病人的独特性，而无法达到最好的治疗效果。传统催眠的另外一个问题是，不同阶段的脚本之间可能会出现不连贯的情形，例如催眠引导期使用渐进式肌肉放松，深化期却使用想象走阶梯的方式，个案可能会无法适应不同场景的变化。当然，这样的情形可以借由反复练习、事前安排，以及经验的累积而加以改善。

艾瑞克森学派催眠引导原则（The Principles of Ericksonian Hypnosis Induction）

艾瑞克森学派模式和传统催眠使用了部分类似的成分，但比起传统催眠更为进阶。相较于传统催眠的固定治疗脚本，艾瑞克森学派以个案为基础，而且很有弹性。艾瑞克森催眠引导的过程并不是单纯地让个案放松，而是使用了一系列的原则，让个案进入一种对他的暗示有反应的特殊状态。艾瑞克森不会直线式地使用这些原则，而会依据每个当下的需要机动运用，所以艾瑞克森学派模式是复合式且多层次的。

艾瑞克森使用的催眠引导原则如下：

（一）引导注意力（Guide attention）

引导个案注意力的方式有很多种，最主要的方法有两种。其一，将个案的注意力引导到内在的（internal）经验，例如在做催眠引导时要个案看着墙壁上的一个点，经过一连串的引导过程，让个案闭上眼睛进入内心世界。其二，让个案的注意力聚焦（focused），专注在当下发生的经验。当然，催眠时可以依照治疗的需要，将个案的注意力引导向内或向外；但通常个案在治疗初期思绪较为杂乱，将注意力引导向当下内心的经验，会有安定的效果。在催眠引导的阶段，通常需要达成引导注意力的工作。

（二）建立反应（Build responsiveness）

催眠师希望个案对沟通能够尽可能完全地反应。这里指的不是对于催眠语言直接暗示的反应，如要求个案抬起手时会照着做，这只是表面上的反应，并不是催眠。要建立的，是对间接暗示或是微小信号（minimal cues）的反应，例如当催眠师谈到小学生上课说话前要举手、路上遇到朋友挥手打招呼，或者提到挥手叫出租车时，个案会自动将手抬起来。催眠师也可能运用说话声音的方向、肢体的动作，而让个案抬起手，这是催眠的多层次反应。

（三）引导联结（Guide association）

艾瑞克森会引导个案的思考过程，通常会触及过去的记忆。当个案被过去的记忆所吸引，艾瑞克森会提醒个案，催眠的改变已经发生了。

（四）善用困惑以瓦解意识经验（Utilize confusion to disrupt conscious set）

杰·哈利（Jay Haley）指出："不论催眠师是否了解，每一个催眠引导都包含困惑的成分。"催眠师引发催眠时，遵循以下三个步骤：同步（pacing）当下的经验，接着使用困惑以瓦解（disrupt）意识经验，然后重新形塑（pattern）新的潜意识经验。这三个步骤是催眠的精髓，如果仔细分析催眠的过程，都可以发现这三个小步骤。

（五）促进解离（Promote dissociation）

某些催眠专家认为催眠就是解离，个案可以同时执行许多认知活动。以抬手催眠引导为例，个案体验到手臂抬起来和平时抬手的动作不同，感觉是手臂自己抬了起来。这是一种自动化（automatic）的动作，个案知道手臂是自己的，但感觉上，手臂有自己的意识完成抬手的动作。

（六）形塑知觉改变（Pattern perceptual change）

在催眠的过程中，个案会体验到感觉的改变，不同于平常的感觉。可能是视觉、听觉，或身体感觉的改变。

（七）建立退行（Establish regression）

催眠的退行并不是单指精神分析的年龄退行，还包括治疗关系中角色的退行。催眠的关系通常是催眠师处于强势（one up）的一方，"催眠"个案。

（八）促发动机（Assess motivation）

治疗改变的动机并不是治疗师给个案的直接暗示，告诉个案该做些什么。而是促发个案内在自我改变的动机，由个案自己发动，使用内在的力量作为改变的动力。

（九）确认反应为催眠（Ratify responses as hypnotic）

确认催眠的反应不一定是在催眠结束之后，也不一定明确地说出来。确认可以调整个案的态度。催眠进行一段时间后，催眠师突然提醒个案经验到的改变，注意到直觉的改变，让个案发现自己处在和平常不一样的状态，被催眠了。

（十）定义情境为催眠（Define the situation as hypnosis）

治疗师与个案工作得到个案"是的"的反应，那是不同于一般情境的治疗关系。治疗师不一定要明确指出催眠反应的发生，可以使用隐喻的方式确认催眠的治疗情境。在非正式催眠引导过程中，催眠师以隐喻的方式标定个案的反应为"催眠"。

初学者想要快速掌握以上原则并灵活运用，不是容易的事。但借由实际经验的累积，将会逐渐掌握当中的精髓。

第二章

催眠现象与治疗运用

古典催眠现象（Classic Hypnotic Phenomena）

催眠和一般意识状态最主要的差别是催眠现象的出现。在深化期，催眠师通常会引发一些催眠现象，以说服个案已经被催眠了。催眠是由许多催眠现象所组成的，但是每一次催眠可能出现的催眠现象都不尽相同，所以想要简单地用某一个或数个催眠现象来定义催眠是不可能的。逐一认识每一种催眠现象是学习催眠的重要基础。常见的古典催眠现象如下：

（一）幻觉（hallucinations）：包括正性（positive）和负性（negative）的幻觉

幻觉可以出现在视觉、听觉、嗅觉、味觉或是身体感觉等任何感官系统。正性幻觉指的是暗示个案感受到非实际存在的事物；例如，暗示有一朵玫瑰花从地上长出来，如果个案真的看到了，就是正性的视幻觉（positive visual hallucination）。负性幻觉则是暗示个案无法感受实际存在的事物；例如，暗示个案看不到前面的椅子，如果个案真的没看到，那就是负性的视幻觉（negative visual hallucination）。正性和负性幻觉，都可以深化病人的催眠经验。

（二）麻醉（anesthesia）与止痛（analgesia）

麻醉指的是感觉阻断或是暂时消失，止痛则是减轻或缓解疼痛的感觉。在麻醉药物尚未发明的年代，很多外科手术和牙科治疗都使用了催眠的方式进行麻醉。某些催眠师在被催眠的个案进入催眠状态下，会用指甲捏个案的皮肤，在皮肤上造成明显的捏痕，而个案并不觉得痛。

（三）解离（dissociation）：身体或心理上的解离

艾瑞克森发明的手臂漂浮（arm levitation）是典型的解离现象，个案的手臂以不受意识控制的方式移动；个案知道那是自己的手臂，但感觉好像手臂有自己的意识。催眠过程中，个案常会"突然想起过去的一件事"或"突然觉得自己到了某个地方"。

（四）意动行为（ideomotor behavior）与意感行为（ideosensory behavior）

意动行为是想法引发一个实际的动作，例如心里想着"是的"，而不经意地点头。意感行为则是想法引发一个感觉，例如想着太阳照射在身上，而感觉到温暖。催眠的时候，催眠师可以建立意动行为作为和个案沟通的方式。催眠师暗示个案回答问题时，用动食指、中指和拇指的方式来表示"是的""不是"和"不确定"的答案。

（五）自动化行为（automatic behavior）：包括自动化书写（automatic writing）和自动化绘图（automatic drawing）

自动化行为中，拿笔的手以解离的方式自己作出写字和画图的动作。催眠师要求个案在催眠状态下，借由自动化的行为表达潜意识中遗忘的记忆或想法。

（六）催眠后暗示（post-hypnotic suggestion）

催眠师暗示个案在催眠结束之后，会对催眠师的特定讯号作出特定反应。在催眠状态下，催眠师暗示当催眠师拍了个案的肩膀时，个案会再次进入催眠状态；或是听到催眠师拍手的声音，个案会开始跳舞。

（七）僵直（catalepsy）

这个催眠现象指的是自主动作受到抑制，个案无法控制身体肌肉的动作。随着催眠的深度加深，无法控制的肌肉范围跟着变大，例如，从眼皮的肌肉、手臂的肌肉、大腿的肌肉，最后再到全身的肌肉。催眠师在个案进入轻度的催眠状态时，给予无法睁开眼睛的催眠暗示，然后请个案试图睁开眼睛。如果个案真的无法睁开眼睛，可以深化个案的催眠经验。接着请个案将手臂伸直，想象手臂变得非常僵硬，好像被一块木板绑住无法弯曲，然后请个案尝试将手臂弯曲。如果个案无法将手臂弯曲，就可以进一步深化催眠经验。接着暗示个案放松下来，让全身的肌肉都放松下来，放松到无法站起来。如果个案站不起来，又将催眠的经验更加深化了。

有些催眠师会进一步让个案躺在地上，暗示个案全身的肌肉都变得僵硬，整个人好像一块石头。当个案全身变得紧绷，就请别人把个案抬起来，将头和脚分别放在两张椅子上，身体悬空，再请人坐或站在病人身上，成为"铁板桥"。个案本身和旁观者体验到这个过程，当然就会更相信个案已经被催眠了。但是"铁板桥"的过程是有风险的，如果个案在中途突然离开催眠状态，就很容易受伤，所以不要轻易尝试。

（八）时间扭曲（time distortion）

时间可以延长或缩短。催眠师可以暗示个案，整个催眠过程只经历了10分钟，但实际则超过了半个小时。

（九）失忆（amnesia）与记忆强化（hypermnesia）

催眠师可以暗示个案忘记整个催眠过程，或是其中一小段所发生的事，而引发失忆的催眠现象。个案也可能鲜明地回忆起他已经遗忘的记忆。

（十）年龄回溯或退行（age regression）与年龄进展（age progression）

年龄回溯时，个案全神贯注在过去的回忆中，以至于好像重新经历回忆中的事。年龄前进则是个案完全融入未来的经验，好像事情正在发生一样。

传统催眠中，催眠现象的测试和出现被用来确认和深化催眠；对于催眠现象的判断大多会采取全或无的方式，如果出现幻觉就是有，没有出现就是没有。每一个人会体验到的催眠现象并不一致，有些人可以体验好几种催眠现象，有些人则只能体验一种。催眠师通过催眠过程，了解了个案最有能力体验到的催眠现象，便可以将之作为治疗策略，依照个案体验催眠现象的能力来帮助个案。一位有疼痛问题的个案，如果容易体验到幻觉，催眠师可以暗示个案出现疼痛消失的幻觉；如果容易体验到失忆，则催眠师可以暗示个案忘记疼痛。所以，个案体验催眠的能力，可以被用来当作治疗时的资源。

日常生活中常见的催眠现象

当我们到电影院看电影时，被精彩的剧情吸引，会跟着角色经历片中的情节，好像我们也是其中的一分子。而电影结束灯光一亮，一下子无法回到现实，甚至会有不知身在何处的感觉。等到回过神来，才开始注意到生理的需求，走到洗手间发现大排长龙，每一秒的等待感觉都是如此漫长。这整个过程包含了许多催眠现象，解离、正性与负性幻觉、麻醉、时间缩短和延长。当人处在一个专注的状态，就会进入催眠，所以日常生活中常会自然地发生催眠现象。

（一）幻觉

抬头看着蓝天白云，随着云朵的变换，幻想着不同的动物在天上奔跑。"一朝被蛇咬，十年怕井绳"和"杯弓蛇影"都是正性幻觉的例子。专心在玩电动玩具的孩子，听不到妈妈叫他吃饭，也感觉不到肚子饿，等到游戏结束，反而会抱怨妈妈没有叫他吃饭。

（二）麻醉或止痛

三国时代，关公手臂受伤化脓，华佗为他清创。关公一边下棋，一边接受清创手术。这是运用催眠麻醉完成手术最有名的历史记载。在一些宗教活动中，参与活动的人往往会展现出对于疼痛惊人的耐受力。乩童❶起乩的时候可以将很长的针插入身体，或用利器砍在身上鲜血直流，而不感觉疼痛。过火的仪式，人们可以赤脚走过烧红的炭火。战士在战场上作战、运

---

❶ 乩童是一种职业，是原始宗教巫术仪式中，天神或鬼魂跟人之间的媒介，类似于西方宗教所称的"灵媒"。——编者注

动员在运动场上比赛，往往在战斗、比赛结束之后才会发现身体受伤或疼痛的部位。

（三）解离

从小当我们在教室里，听着无聊的课程时，不是昏睡过去，就是开始做白日梦，神游到自己喜欢的地方。这样的能力在我们长大后仍然存在，无聊的会议中在心里可以规划周末的旅行。长途开车的时候，可以一边听着音乐一边和人聊天，同时能够适时地踩刹车减速转弯，不自觉自动驾驶一段路程，才发现已经经过了好几个匝道口。在美国的公路上，卡车驾驶员常会进入公路催眠（highway hypnosis）的状态，独自一个人长途开车好几天。

（四）意动和意感行为

当大人喂小宝宝吃东西的时候，心里想着小宝宝张开嘴巴，自己会不自觉地张开嘴巴。坐在驾驶座旁边，遇到紧急状况，会伸出脚想要踩刹车。"望梅止渴"，想着梅子，引发唾液腺的分泌，是意动行为；如果想着梅子，口渴的感觉消失，则是意感行为。电影《佐贺的超级阿嬷❶》中，昭广晚上肚子饿睡不着，阿嬷教他"想象肚子不会饿，就不会饿了，赶快睡觉吧！"就是意感行为。

---

❶ 闽南语中外婆的意思。——编者注

（五）自动化书写或绘图

从事需要记录日期的工作人员，例如医护人员，常常会在新的年度写错日期。开会或上课感到无聊的时候，会在纸上涂鸦。

（六）催眠后暗示

当我们看到一个有弧度的M字，最多人想到的是那家全球连锁的快餐店，而不是不粘手的巧克力。有不少想减重的人，在学习如何放慢咀嚼食物速度之后，发现自己吃不完一个便当，想要把剩下的食物丢掉时，脑海会出现妈妈的声音："不可以浪费食物。"只好又把剩下的食物吃完。广告和父母的叮咛都是常见并且强有力的催眠后暗示。

（七）僵直

上课时举手得不到老师的回应，过了一段时间举起的手就呈现僵直状态。在鸡尾酒会手上拿着酒杯，四处和朋友聊天，拿酒杯的手就会僵直。手拿麦克风上课的老师，整个上课的过程，都需要让拿麦克风的手处于僵直的状态。

（八）年龄退行

和小孩子在一起，或是和父母在一起的时候，都觉得变年轻了。当我们浏览过去的相簿，很自然地会回想起往事，而经历的方式可能是各种不同的感官经验，看到、听到，或是身体感觉到，仿佛又回到过去的时光。

（九）年龄进展

安排好一个期待已久的假期，还未到来之前总会在心中想象假期会发生的美好情境。其他即将发生的重要事件，同样也会引起联想，甚至会带来身临其境的感受。例如：重大考试之前会紧张地睡不着觉。

（十）失忆

失忆可能是最常发生的催眠现象。我们每一天总会遗忘一些事情，例如，找不到钥匙，或走进房间却忘记要做什么。打电话找朋友，对方说正好也有事找我们，当对方先讲完他的事，反问我们找他有什么事情时，我们往往会想不起来。

（十一）记忆强化

有些记忆会很容易回到我们的脑海中。我们会鲜明地记得恋爱时的情境，它令人有美好的感受。相对地，也可能一再地记起创伤性的事件，重新经历负面感受。

（十二）时间扭曲

就如前面提到的，当我们从事有趣的活动，时间会过得很快。相对地，当我们被迫从事无趣的事情，时间变得非常缓慢。老师在课堂上问了一个很哲学的问题："当你的生命剩下最后一天，你打算做什么？"一位同学回答："我会来上您的课。"老师很开心地问他："为什么？"同学回答："上您的课，真是让我'度日如年'。"这是标准的时间延长的催眠现象。

催眠风格（Hypnotic Style）或感觉可塑性（Plasticity of Perception）

艾瑞克森学派催眠对于催眠现象的判断，并不采取全或无的方式，而着眼在个案体验催眠时的风格，也可以称为个案的感觉可塑性，那是个案改变感觉的能力。我们可以将催眠现象区分为四大类：感觉（Sensory），包括幻觉、麻醉、止痛和僵直；自动化行为（Automatic behavior），包括意动行为、意感行为、自动化书写、自动化绘图、催眠后暗示和解离；时间感觉（Time perception），包括时间扭曲的时间延长和缩短；记忆功能（Memory function），包括失忆、记忆强化、年龄退行和年龄进展。

催眠师在个案进入催眠状态之后，可以测试个案在不同区块感觉改变的能力，例如可以体验到什么程度的视幻觉、听幻觉或是身体幻觉，或能够体验到多少解离现象或自动化行为。每个人会有自己比较容易体验到的催眠现象，那是一种能力，且会有程度上的差异，而非全或无的区分。催眠师借此了解个案不同区块感觉改变的能力，进而依照能力的不同拟定每个个案独特的治疗策略。

以催眠现象的视野评估精神疾病与问题

许多临床治疗师都注意到，催眠状态与心理和人际问题过程之间的相似性。特别是，知觉聚焦的状态（state of focused awareness）不仅是催眠的特征，同时也是疾病的主要特征。这样的例证是很丰富的：抑郁症中忧郁沉思和反刍、焦虑症中对恐惧的固着与逃避，以及人际关系中反复重演的争执。因此，治疗性催眠状态中的行为和感觉，是我们需要去思考和理解的。治疗成功时会呈现怎样的催眠现象？就好像情绪和人际关系障碍也会呈现出特殊的催眠现象。

布兰特·吉瑞博士（Brent B. Geary）提出一个系统，在这个系统中，与维持现存问题相关的催眠现象，是可以被评估同时加以善用的。从这个观点来看，催眠现象被视为存在于连续性（见表2-1）的体验。

表2-1 催眠现象的连续性

一个极端	中间状态	另一个极端
年龄退行 Age Regression		年龄进展 Age Progression
失忆 Amnesia		记忆强化 Hypermnesia
麻醉 Anesthesia	止痛 Analgesia	过度敏感 Hypersensitivity

一个极端	中间状态	另一个极端
僵直 Catalepsy		弹性 / 动作 Flexibility / Movement
解离 Dissociation		结合 Association
正性幻觉 Positive Hallucination		负性幻觉 Negative Hallucination
时间延长 Time Prolongation		时间缩短 Time Condensation
催眠后暗示 Post-hypnotic Suggestion		催眠前暗示 Pre-hypnotic Suggestion

不同的催眠现象代表着这些连续性最极端的一边。然而，并不是所有的催眠现象都有另一端相对应的催眠现象。在这些情形下，该催眠现象的另一边会适当加入相对应的现象（例如：过度敏感、弹性/动作、结合）。这个系统会象征性地使用相对于个别催眠现象的行为和感觉；举例而言，正性幻觉是创造出不存在的感觉体验，嫉妒妄想中的幻想可以隐喻性地被认为是正性幻觉。显然，这里说的正性幻觉并不符合严格的精神医学定义。因此，催眠现象的定义在此需要加以"松绑"，如此这些分类才能具有临床的效用。以象征性的眼光检视催眠现象，可以为思考问题带来新的启发。个案往往呈现为"捆住（stuck）"状态、愤怒（过度敏感）、忧虑（年龄进展），以

及无法接近可以帮助他们达成人生目标的资源（与资源解离）。

这个系统的优点是，问题的元素可以立刻被翻译成催眠现象。任何问题都涉及多种催眠现象，在临床运用上，治疗师介入目标时，会选择那些具改变潜能的现象。有时候，问题的特定现象会以相同的形式被加以善用；例如，嫉妒妄想的个案可能被鼓励继续产生正性幻觉，但是在较为良性的情境下加以调整。在其他的情况，问题现象的互补现象更可以用来改变症状；例如，治疗退缩、没有生气的抑郁症患者，可能考虑使用行动导向的隐喻来鼓励患者动起来。这样的处理方式，在治疗一开始时就将催眠现象的评估和善用结合在一起。

状态模型（States Model）

萨德博士以催眠的眼光发展出状态模型，将催眠、问题、解决、治疗和治疗师加以解构再重构。

现代治疗的假说是，个案来到治疗室，开场的主题是他们想要改变自己的状态，或是想要别人改变状态。想象"状态"是一部车子，两个前轮是"行为"和"思想"，两个后轮是"情绪"和"感觉"，两个前轮就像是意识的运作，而两个后轮就像潜意识的运作。认知和行为治疗是在意识的层面做治疗，改变前轮的方向就可以改变整部车的方向。

催眠则是改变"状态"的方法，催眠治疗可以改变四个轮子中任何一个的方向，而改变整部车的方向。改变状态的催眠原则，可以在不使用正式引导下促进改变。为了使用启发调整状态，我们必须先对问题和解决的现象学构图。此外，如果治疗师可以有弹性地呈现不同的"状态"，这会是最好的。

演绎（Algorithms）可以用在固定步骤，推演出特定的解答。数学是由一系列的演绎学发展来的，教导数学的老师要做的是提供信息和忠告。但是当步骤和解答模棱两可时，就必须使用启发（Heuristics）的方式寻求解答。学习爱或快乐是一个启发性的过程。治疗是关于改变问题和解答结构中的现象学，想成为最好的治疗师需要改变现象学。当治疗师则要像个诗人，使用非线性的沟通来影响情绪和观点。所以，"催眠"并不存在，它是方便用来描述一个次现象学的概念；它是借由使用启发性过程所引发出来的。为了引发现象学的改变，必须使用启发性的原则，这些启发性的原则从催眠而来，可以引发当代治疗新的思考。

催眠对于现象的改变包括以下四个方面：

（一）引导注意力（Guide Attention）

注意力通常在两个方面有改变——被引导到内心深处（internal），且变得聚焦（focused）。有一些临床状况，将注意力扩散和向外，催眠会得到最好的效果，但他们并不在本章的讨论范围。虽然改变注意力的讲法是比较准确的，因此注意力扩散和向外是可能的，但是大多数个案被要求描述他们在催眠时的注意力过程时，会特别提到注意力向内的情形，而且注意力是集中而不是涣散的。

（二）改变强度（Alter Intensity）

强度的调整可以有两个方向——增加的（increased）或是减少的（decreased）。被催眠的个案通常都会报告生动鲜明的感觉增加，例如明显地放松了。他们也可能报告其他生动鲜明的感觉经验，包括触觉、视觉、听觉、本体感觉，以及化学感觉（味觉和嗅觉）的改变。身体感觉可能变得更鲜明，声音可能变得更鲜明，时间流逝的经验可能变得更鲜明等。被催眠的个案也可能报告任何一种感觉确实消失了。个案可能描述自己无法知觉到画面、声音、气味、味道、触摸或是四肢的位置。此外，也可能会出现感觉扭曲；可能感觉四肢变大或变小，声音也可能变近或变远。

（三）创造解离（Create Dissociation）

解离有两种状况，对一个经验感觉到"变成一部分并且分离了（a part and apart）"，还有感觉到自动现象，因此经验到"就这样发生了（just happen）"。被催眠的个案常常报告"我在治疗室这里，但是我却被我的幻想吸引到那里"。被催眠的个案也可能体验到精神上或身体上的自动现象，例如影像和记忆可能"就这样发生了"，也可能是身体的移动，如手臂会抬起来。

（四）调整反应（Modify Responsiveness）

对一些比较细微的暗示（minimal cues）有反应，也就是说，他们对讽刺和弦外之音有反应。这一类的行为被描述为对微小提示的反应。例如，如果催眠治疗师说："你可以进一步地进入恍惚状态。"被催眠的人可能会将他们的脚向前移动，来对这个暗示做反应。同时，被催眠的个案通常会投入对意义的仔细搜寻，对催眠师所说的话发动一种内在搜寻，以寻找个人和体验上的意义（search for personal meaning）。例如，催眠师说了一个含混的故事，被催眠的个案相较于清醒的状态，倾向于将这个故事作个人化的解释。

对任何一个特别的个案，我们很难去了解哪一个特别的现象会让他报告说："我被催眠了。"我们通常会假设，在一个催眠的状态中，如果个案报告了所有四种主要催眠现象，那么，通常个案会同意自己被催眠了。然而，有一些个案可能只达成催眠现象中的一种，就报告他已经被催眠了。他们可能仅仅将注意力聚焦在内心，然后说他们进入一种催眠的恍惚状态。催

眠的艺术之一，是决定哪一个催眠现象（见图2-1），就足以
显示某个特别的个案进入了恍惚状态。

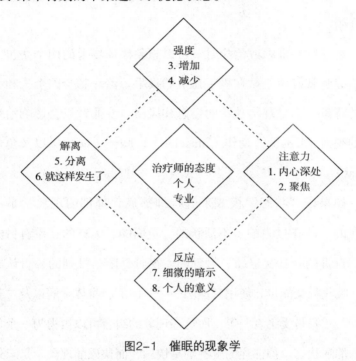

图2-1　催眠的现象学

　　如前文所述，催眠治疗师的工作，是在个案的心理社会舞
台上摆放道具，如此个案可以借由"表演"那些"道具"，而
引发他独特的催眠现象。引导一个新的个案进入催眠状态，治
疗师可以借由涵盖四种领域的暗示，将四种催眠道具都摆放在
个案的舞台上，同时观察个案对哪一个道具特别有反应。间接
的方法可以用来提供催眠现象，因为这些方法对于触发某些现

象的经验是最好用的。

引发这四类催眠现象的间接催眠语言模式，将在第五章详细介绍。

治疗师在催眠或治疗时，可以想象棒球场上的四个垒包，而治疗师就好像是站在投手丘上的投手。治疗师会因个人和专业的背景，而呈现出独特的姿态和风格。专业背景会影响治疗师的视野（lens）、动作（muscles）、胸怀（heart）以及角色（hat）。

如果以"状态"模式来解构抑郁症，抑郁的现象学是：内在的、活在过去的、不活跃的、负面的、无望的、没有目标的、自责的、社交退缩、触觉的、视野受限、批判的、否认成就、吸收社交能量、使用"但愿……"词汇、身体虚弱以及"我不好""我是受害者"等。而这些现象的组合可以被视为一个负向的催眠状态。抑郁症的解答则是快乐，而快乐的现象学是：外在的、活在当下的、活跃的、正向的、有希望的、平衡的、投入的、视觉的、有眼界和深度、开放的、承认成就、散发社交能量、使用"是的，并且……"词汇、觉醒，以及"我们都很好""我是胜利者"等。这些现象的组合可以被视为一个正向的催眠状态。以此观点，"忧郁"和"快乐"并不存在，它们是用来方便描述一个次现象学的概念（见表2-2），借由启发性过程而维持。

表2-2　忧郁与快乐的现象学

忧郁	快乐
内在的	外在的
活在过去的	活在当下的
不活跃的	活跃的
负面的	正向的
无望的、没有目标的	有希望的、导向性的
自责的	平衡的
社交退缩	投入的
触觉的	视觉的
视野受限	有眼界和深度
批判的	开放的
否认成就	承认成就
吸收社交能量	散发社交能量
使用"但愿……"词汇	使用"是的，并且……"词汇
身体虚弱	觉醒
"我不好"	"我们都很好"
受害者	胜利者

治疗或催眠是协助患者从抑郁症的负向催眠状态，转变为快乐的正向催眠状态的过程，治疗师或催眠师则是这个过程的媒介。同样地，如果以"状态"模式来解构治疗师，传统治疗师的现象学是：同理的、倾听的、接受的、安静的、教育

性的、好问的、平和的、温暖的、当下的，而且也是"乏味的"；而传统催眠师的现象学是：指导性的、命令的、有力的、活跃的、暗示性的、动态的、有计划的、未来的，并且"多彩多姿的"。

艾瑞克森学派治疗师的现象学是：经验性的、戏剧性的、活跃的、像导游一般的、负责的、有弹性的、使用隐喻目标导向的、善用的、期待的、系统性的，并且懂得"包装礼物"。以此观点，"催眠"和"治疗师"并不存在，只是方便用来描述一个次现象学的概念；借由对个别个案弹性地使用启发性过程，可以刺激出生生不息的改变。

当治疗师将"状态"模式运用在治疗抑郁症时，先要了解个案抑郁时呈现出的现象学为何，亦即个案如何"表现"抑郁，接着想象个案不再抑郁时，快乐的现象学又为何，个案如何"表现"快乐，最后思考如何协助个案将抑郁的现象学改变为快乐的现象学。如果做催眠治疗，如何借由引导注意力、改变强度、创造解离与调整反应等催眠现象，以达成改变的目标。如果更广泛地思考治疗，如何在与个案接触中，借由经验性的、戏剧性的、有弹性的过程，达成改变的目标。治疗师很自然地"看到治疗的地图"，知道目前的位置、前进的方向和目的地，可以拟定治疗策略，评估治疗策略的成效，并加以调整（见表2-3）。

有三种现象牵涉在催眠治疗中：问题现象、催眠的现象和解决的现象。在治疗的评估阶段，治疗师确定个案特殊的症状现象成分。评估一个抑郁的个案时，抑郁的现象体验可以有以下的组成：注意力的内在聚焦、消极、趋向过去、缺乏生气、绝望以及缺乏目标。

表2-3　现象学的观点

评估阶段	现象
忧郁	内在的 活在过去 不活跃的 等等
快乐	外在的 活在当下的 活跃的 等等
催眠	注意力 强度 解离 反应
治疗师	经验性的 戏剧性的 有弹性的 等等

治疗师建立一个新的现象，即催眠的现象，包括了前面提

到的主要和次要的特质。我们可以了解的是，如果个案可以改变现象一次，他就可以朝着更积极正面的方向再改变一次。

在催眠的治疗（引发资源）阶段，治疗师努力帮助个案建立解决的现象。例如，快乐的现象或和"忧郁"相反的现象，包含了较为外在聚焦、积极正面、有活力、有希望、有建设性，以及未来导向的目标。

依据这样的概念，催眠引导是问题和解决之间的桥梁。个案在治疗刚开始的时候处于"倒挡"的状态，体验到问题的现象。接着，催眠治疗师在个案的舞台上摆设道具，让个案体验性地移动到"空挡"的状态，即催眠的状态。最后治疗师帮助个案经验性地引发"一挡"，也就是改变或正确应对的现象。而剩下的那些"挡"则加速个案对生活的满意度，同时加强他们运用过去隐藏的资源来过生活的能力。

密尔瓦基紫罗兰皇后（Milwaukee Violet Queen）的故事，可以作为"状态"模型治疗的范例。艾瑞克森的学生请他去见一个独居的长辈。她是一个寡妇，非常忧郁，没有什么社交活动，动作缓慢，只能很简单地用"是""不是"来回答艾瑞克森的问题。艾瑞克森受邀参观她的家，包括她的花园，发现她种了很多漂亮的非洲紫罗兰，而且每星期固定到教堂。艾瑞克森表达了对她照顾紫罗兰的欣赏，因为他自己也会做一些园艺工作，所以知道在寒冷的密尔瓦基种紫罗兰是很不容易的事。他离开前向她道谢，并提到或许她可以买一些花盆和泥土，种植更多的紫罗兰，每星期上教堂时可以带着紫罗兰，如果遇到任何婚丧喜庆就把紫罗兰送出去。她听进去了，真的开始这么做。于是，教会的朋友开始主动和她说话，社交互动增加，她的心情也开朗起来。她在过世之前一直这么做，后来有数千人参加了密尔瓦基紫罗兰皇后的葬礼。

艾瑞克森和她相处的过程中，了解了她生活作息的模式，并且发现了她的优势。他提供的建议，善用了她种紫罗兰的能力，与固定到教堂的习惯连结，创造出新的经验，增加了社交互动，进而全面将她从忧郁的状态翻转为开朗的状态。艾瑞克森只改变了一个现象，以送紫罗兰的方式帮她从社交退缩变成社交投入，接下来就好像滚雪球一般，改变了整个状态。依据问题和解决的催眠现象，拟定治疗策略时，想要将每一个次现象都翻转过来并不是容易的事，通常只需要先选择个案可以做到的一两个次现象，接下来就能够引发全面的改变。

治疗师使用的治疗地图（Map）会决定解决策略（Strategy）。以现象学作为治疗地图，解决的策略是翻转问题的现象。以生理或是身体作为治疗地图，解决的策略是身体工作（somatic work）。以过程的模式作为治疗地图，解决的策略是瓦解模式

（pattern disruption）。以互动模式作为治疗地图，解决的策略是互动解决（interactional solution）。认知治疗学派以不理性认知作为治疗地图，解决的策略是提供理性认知的教导。生物精神医学则以脑部化学物质作为治疗地图，所以解决的策略是药物。

治疗地图影响了治疗师的姿态，包括治疗师的视野、动作、胸怀，以及角色的扮演。治疗的现象学是：不要被情境吓坏了，你有资源改变你的偏见并且适当地应对。你可以用独特的方式沟通，你也可以在自己和别人身上找到幽默感。你有些记忆会活过来，是你可以善用的。治疗师找寻合适的治疗地图，并且训练自己进入最佳的治疗师状态，这是治疗师养成过程中很重要的课题。

第三章

催眠状态的观察与感觉敏锐度（Sensory Acuity）

由于艾瑞克森相当重视治疗工作中的观察，他部分的训练取向是指导我去提高个人的觉察力，他用过许多方法，包括述说关于观察有趣的故事，并激发我实际身体力行。例如，他要我去观察游乐场的一群孩子，预测他们会和谁一起玩、下一步会做什么等。而且，他要我去观察一群人的互动，判断谁将会先离开、谁会是下一个说话的人……

——《艾瑞克森：天生的催眠大师》

催眠治疗师是一部反馈机器（feedback machine）。催眠是很亲密的人际互动过程，催眠师提供个案适时的暗示，才能得到理想的催眠效果。密切注意个案实时的状态和需求，是催眠成功的重要因素。催眠治疗的关键，在于精准地提供个案所需要的暗示。而每一个人都是独特的，相同的介入模式会引发不同的反应；具备敏锐观察力的治疗师，才能够精准地掌握个案当下的反应，并且根据得到的反馈，进一步提供接下来的治疗暗示。感觉敏锐度可说是短期治疗成功的关键。

催眠和心理治疗都涉及治疗师和个案之间的沟通。当我们研究如何得到良好的沟通时，通常会将重点放在沟通的字句内容，而这么做，往往无法得到我们预期的结果，因为我们忽略了更重要的沟通过程。想要了解并进一步获得理想的沟通结果，我们需要对完整的沟通成分有所了解。

完整的沟通成分包括：7%字句（words）、38%语调（tonality）和55%生理（physiology）。字句包含述词（predicates）、关键字（key words）、共同的经验和关联（common experiences and associations），以及内容（contents）。语调包含音调高低（tone, pitch）、速度（tempo, speed）、音质（timbre, quality）以及音量大小（volume, loudness）。生理包含姿态（posture）、动作姿势（gesture）、脸部表情与眨眼（facial expression and blinking）以及呼吸（breathing）。我们在了解沟通对象时，常只注意到对方说话的内容，忽略了其他重要的部分。而语调和生理常会不自觉地反映情绪，如果我们投入更多精神去注意语调和生理的变化，可以对个案有更深刻的了解。

培养感觉敏锐度的目的是：看得更清楚、听得更了解、感觉更有信心。本章提供经验性的活动，借由深入、个人的体验，完全投入每一个活动的经验，来磨炼观察技巧，加强影响结果的能力，由技巧的层面提升到艺术的层面。这是艾瑞克森送给我们的礼物——经验增强我们的能力。治疗师借由个案反应的差别，可以看到语言的效果。你接下来要说的话，取决于你刚说的话引发的反应（What you say next depends on the response you get from what you just said）。

艾瑞克森送我们的另一个礼物是：注意个案如何告诉你他们要说的话。非语言的信息通常比语言来得重要，当然也更有用。人们随时会有细微的改变，如果我们有足够的感觉敏锐度，这些细微的改变是有意义的。因此，对于真正精致的沟通专家或治疗师来说，最重要的法则是：观察，观察，再观察。

本章提供的练习，有助于增进感觉敏锐度。至于要观察什么呢？以下是一些观察的参考部位：

（1）肤色：皮肤的颜色会随着肌肉张力而改变，观察时可以注意皮肤是发亮或暗淡，左右是否对称，如果更仔细观察，皮肤会呈现很快速甚至一闪而逝的颜色变化。

（2）呼吸：身体会随着呼吸而自然起伏，观察的重点包括呼吸速度的快慢、呼吸的频率是否规律、呼吸部位的高低，是胸式呼吸或腹式呼吸。

（3）眼睛：视觉的焦点是聚焦或散焦，瞳孔放大或缩小（因东方人的虹膜颜色较深，较不容易观察）。

以上仅供参考，练习时切忌过于拘泥以致限制观察力的提升，所以建议练习时保持轻松的态度，体会会更多。

特别要注意的是，这些生理现象可能随时都会有变化，观察时需要保持动态性的觉察，注意整个过程的流动性，而非固着在一个时间点的现象。例如，在观察时间之内，尝试去注意呼吸频率的改变。

另外，我们只是观察到生理现象的变化，不宜将自己主观的想法或感觉投射到观察对象，而应该开放、客观地确认其主观的感受。例如，观察到呼吸频率加快时，那就只是呼吸频率加快，观察对象是否主观感到紧张，必须由他来清楚表达才算数，否则容易误判而难以与观察对象建立良好的关系。

练习一：敏锐的观察力

四至五人一组。一个人为被观察对象，其他成员当观察员。

1. 观察练习

观察员的任务：指定一人计时3分钟，观察员于期间观察被观察对象。被观察对象的任务：被观察期间不必特别做什么，只是担任被观察的对象。

2. 反馈

观察员的反馈主题：成员轮流报告观察心得，述说被观察者于观察期间各种生理现象的变化。报告时只描述客观观察到的现象，例如："我观察到，被观察者的呼吸原本比较急促而浅，后来变得比较缓慢而深；眼皮有一段时间出现眨动。"原则上并不需要描述被观察者的内在感受或想法，如果想要进一步做这个练习，可以以个人推论的方式陈述："当被观察者的呼吸由急促而浅变为缓慢而深，我的猜测是，他变得比较平静放松。"成员之间的不同观察报告，可以作为彼此观察时未注意到的参考，成为提升观察力的动力，而非比较彼此观察能力高下的依据。

被观察者的反馈主题：被观察期间个人的经验、心情、想法，以及身体的感觉，还有过程中的变化。可以的话，反馈成员观察报告中对自己内在感受的推论，是否符合自己实际的经验。

时间足够时，每一位成员轮流担任被观察对象。

练习二：双重描述的隐喻

两人一组。练习过程保持头部完全静止不动。

（1）A遮住右眼，告诉B你看到什么。B写下A看到的。

（2）A遮住左眼，告诉B你看到什么。B写下A看到的。

（3）一次遮住一只眼睛，描述右眼经验和左眼经验的差异。整个活动过程保持头部静止不动。

（4）A睁开双眼，注意前后的差异。

（5）A看B为你写下的清单，注意睁开双眼时你可以多看到多少。

（6）两人交换位置，角色互换。

练习三：追踪差异，视觉敏锐度

三人一组：A、B、C。A担任观察员，B担任被观察对象，C担任A的助手和B的指导员。

（1）B安静且生动地想象三种不同的经验。

①第一种经验：想象"狂喜、快乐、愉悦"的状态，完全投入想象3D身临其境的经验。完成后，甩甩手、动动身体，跳开第一个状态。

②第二种经验：想象"愤怒"的状态，完全投入想象3D身临其境的经验。完成后，甩甩手、动动身体，跳开第二个状态。

③第三种经验：想象"中性、没有情绪"的状态，完全投入想象3D身临其境的经验。完成后，甩甩手、动动身体，跳开第三个状态。

（2）A观察并追踪三种状态的差异，直到能够清楚分辨三种状态的差异。

（3）接着，C在A后面，指示B重新进入三种状态，A分辨B进入的是第一、第二或第三种状态。

（4）C随机指示B进入三种不同状态，直到A能够正确地辨认四次。

（5）顺时针方向交换位置，扮演该位置的角色。这个练习中，确实地交换位置是很重要的。

重要提醒：这是学习的体验，不是竞争！

练习四：听觉敏锐度

四至五人一组。每次一个人担任观察员，其他成员当被观察者。

（1）观察员全程闭上眼睛。

（2）被观察者轮流在观察员面前弹手指并说出自己的名字，每次弹手指的位置都要固定，最好在观察员正前方，直到观察员能够辨认每一位被观察者。接着测试，被观察者随机轮流弹手指，确认观察员能够正确地辨认被观察者。

（3）改变听觉测试项目，例如，拍手、搓手、清喉咙或咳嗽等。

（4）成员轮流担任观察员。

练习五：是非题

三人一组，A、B、C。A担任观察员，B担任被观察对象，

C担任观察员和A的助手。

（1）A询问B至少五个答案确定是"是的"的问题。例如：我们正在做观察力练习？你现在坐着？教皇是天主教徒？今天是星期六？你今天穿白色的衣服？

（2）B安静地在心里回答"是的"，而A观察B回答"是的"时的非语言行为表现。

（3）A询问B至少五个答案确定是"不是的"的问题。例如：我们现在在睡觉？我们现在在户外？你现在站着？日本在南半球？你戴着帽子？

（4）B安静地在心里回答"不是的"，而A观察B回答"不是的"时的非语言行为表现。

（5）C在过程中观察并协助A。

（6）A询问B自己不确定答案的问题，A依据B的非语言行为表现，判断B的答案是"是的"还是"不是的"。例如：你的生日在六月？你在台南出生？你开车过来这里？你今天早上吃了面包？

（7）答对三个问题后，交换位置角色轮流练习。

注意：如果一直无法答对，请回到第一个步骤练习，询问五个"是的"问题，再询问五个"不是的"问题，重新"校正"观察，直到有把握分辨两种不同反应的非语言行为表现，再进行观察力的测验。

　　再次提醒：这是学习的体验，不是竞争！而这个学习过程
是无止境的，不论治疗师多么资深，都还有可以进步的空间。

　　具备敏锐的观察能力，是进行催眠的重要基础。艾瑞克森
总是鼓励他的学生先做催眠（do hypnosis first），再依据做催
眠之后个案的反应调整治疗的策略。敏锐的观察能力让我们能
够随时掌握个案的状态，并且进一步适当地调整动作。重要的
并不是治疗师有先见之明，做出聪明的动作，而是治疗师的动
作引发了个案怎么样的反应，同时治疗师跟上了个案的反应，
并且予以回应。因此，进入第五章催眠语言的学习，练习的过
程同样是训练敏锐观察力的理想时机。

第四章

ARE模式（The ARE Model）

催眠是一个有方向、目标的过程。借由催眠引导，催眠师引发个案各种不同的催眠现象。然而，并不是每一次的催眠都会出现所有的催眠现象。催眠师需要根据当次催眠实际状况引发某些特定的催眠现象，而不是随机地让催眠现象出现，如此才能让催眠发挥最大的效果。例如，舞台秀的催眠师会让催眠对象出现嗅幻觉和视错觉，将马桶刷当成一束鲜花，制造娱乐的喜剧效果，而非进入深层忘我的催眠状态，让台下的观众感到无聊。催眠对象将马桶刷当成一束鲜花之前，催眠师要先引导催眠对象进入轻度的催眠状态，例如眼皮睁不开、手臂弯不起来，最后进入压轴的幻觉和错觉。

同样地，以催眠作为治疗工具，治疗师需要知道治疗的目标：让抑郁的个案变得快乐、焦虑的个案变得镇静。达成最后目标之前，治疗师先要帮助个案由原始的状态做最微小的改变，例如让呼吸变慢、肌肉放松、专注在当下，接着脸部微笑肌肉收缩、想起过去愉快的经验，最后终于变得快乐。催眠或由催眠延伸而来的治疗模式，都是借由催眠师或治疗师通过许多细微的小动作，引发个案许多特定的小变化，而让这些小变化的总和达成最终目标。想要掌握治疗过程的节奏，催眠师和治疗师需要了解这些小步骤的基本蓝图。

在艾瑞克森基金会举办的密集训练计划（Intensive training program）中，布兰特·吉瑞和杰弗瑞·萨德发展出一套受到艾瑞克森影响的通用模式，他们教导学员一种三阶段的步骤，作为催眠的基本蓝图。"引导"步骤被称为ARE模式：A代表吸引（Absorb），R代表确认（Ratify），E代表引发（Elicit），将催眠这个治疗道具放置在个案的心灵舞台上。

治疗师可以用连续的方式来使用ARE模式。"吸引"可以借由一些特别的技巧引发出来，这些技巧有许多都是间接的。"确认"是以比较直接的方式达成。"引发"则又是间接的。本章将仔细介绍这三个步骤。

这个模式是催眠引导的基本大架构（Basic Induction Meta Structure），这个架构是多重层次（multilevel）的：

（一）结构上包括ARE的三个阶段

这三个阶段是不断循环的，第一轮"引发"的出现，将紧跟着第二轮的"吸引"。催眠师在做催眠的过程中，心中要清楚进行到哪一个阶段。每一轮ARE的目的在于引发病人的一个改变，下一轮的ARE则以这个改变为基础，引发下一个改变。许多小改变组合而成治疗的大改变。

（二）使用的语言包括

正向的期待（positive expectation）、直接暗示（direct suggestion）和间接暗示（indirect suggestion）。

（三）非语言的部分包括

呼吸同步、模仿姿势、语调、停顿和声音的位置等。

这个大架构的目的是要依据治疗的企图朝向目标，产生各种催眠现象或是治疗结果。

吸引（Absorption）

吸引包括吸引装置（devices）和吸引技巧（techniques）。吸引装置可能让个案专注于一种感觉、知觉、催眠现象、幻想或是一段记忆。有经验的治疗师不会随机使用吸引装置，而是会依据个案的特质以及想要达成的引导和治疗目标而定。吸引装置的选择并不在本章讨论的范围之内。

有许多初级和次级技巧可以用来达成吸引。初级技巧包括使用现在式说话、使用可能性的字句、提供巨细无遗的细节。次级技巧则是改变声音的语调、停顿，以及声音位置的改变。初级和次级性技巧的分类是人为的。

让我们考虑以下的例子：催眠师选择了一个感觉——温

暖，作为吸引装置。接着，催眠治疗师可以描述温暖，以现在式的方式说出所有的细节和可能性。

当你闭上眼睛，进入内心深处，你也许会注意到温暖的感觉。而我不知道你将会注意到温暖出现在你身体的前面或是后面。或许，温暖的感觉似乎是大的，又或许是小的……或许，当你了解到那些温暖的感觉，它对你似乎就像是一个温暖的坐垫，感觉像是你可以开始在那非常愉快的温暖坐垫里，轻松地休息。而你可以注意到双脚温暖的感觉，而你可以注意到双腿温暖的感觉，而你可以注意到身体温暖的感觉，而你可以注意到温暖的感觉正在发展。而那些温暖的感觉可以如此有趣。而你也许会注意到温暖的感觉可以如何开始改变。它们可能开始移动。它们可能开始在心里发展。它们可能开始改变形状……而你不需要注意所有的感觉……

在吸引的阶段，催眠治疗师以现在式描述细节和可能性，并强调现象的经验。这就好像催眠治疗师把道具放置在个案的心理社会舞台上。借由吸引的暗语，鼓励个案集中注意力，将注意力导向内心深处，体验到感觉变得更加鲜明，以及变得更加不鲜明。在这里，催眠治疗师也可以插入一些解离的暗示。要注意的是，并不是催眠治疗师的命令在发挥作用，催眠治疗师只是暗示了一些可能性，而个案从中做出了一些选择。当个案活化了，可以体验到暗示的现象，催眠就完成了。

1. 进一步的吸引策略（Additional Absorption Strategies）

吸引阶段提供完成进一步治疗的机会。例如，在吸引阶段治疗师可以借由对即将采取的介入方式做间接暗示，为想要达成的治疗做播种的工作。如此预示（foreshadowing）的方式可以加强个案对治疗目标的反应。

在吸引阶段，治疗师可以依据个案的独特风格，为个案量身定做吸引的技巧和装置，借此建立治疗关系。同时，催眠治疗师可以使用连结的技巧，使用连接词如"和""或"来连接词句，创造一种思想的交织流通，这可以反映真实的内在体验。

此外，吸引让治疗师有机会提供非预期的治疗指令。吸引阶段不仅是建立恍惚状态的方法，同时也可以当作一种治疗的方法。借由"加倍"技巧，以及使用"浓缩的沟通"，治疗师提供了丰富的多层次架构，可以同时完成引导和治疗的目标。这有别于传统引导方式，传统引导方式是以直线式的方法来达成恍惚状态。

2. 催眠的语言（The Language of Hypnosis）

可以将包含催眠语言的间接技巧插入引导中，进一步完成想要达到的现象学目标。例如，可以将"温暖引导"如此修饰：

当你闭上眼睛，进入内心深处，你也许可以注意到温暖的感觉。而我不知道你将会注意到温暖的感觉出现在你身体的前面或是后面。或许，温暖的感觉似乎是大的，又或许是小的……或许，当你了解到那些温暖的感觉，它对你似乎就像是一个温暖的坐垫，感觉像是你可以开始在那非常愉快的温暖坐垫里，轻松地休息。

而你可以注意到双脚温暖的感觉，而你可以注意到双腿温暖的感觉，而你可以注意到身体温暖的感觉，而你可以注意到温暖的感觉……正在发展。（**"是的"套组和嵌入命令**）而那些温暖的感觉可以如此有趣。而你也许会注意到温暖的感觉可以如何开始改变。它们可能开始移动。它们可能开始在心里发展。而你的意识可以注意到温暖的感觉，当你的潜意识专注在那些发展。（**解离陈述**）它们可能开始改变形状……而你不需要注意所有的感觉……但是当你开始了解到这些温暖的感觉，你可以做一个深呼吸，然后真正感受正在发展中舒服的感觉。（**隐含原因**）

请注意催眠语言如何使"引导"变成多层次，以及如何增加达成目标现象的其他可能性。点缀地使用催眠语言可以在个案的舞台上放置新的现象道具。治疗性的指导语也可以使用直接或间接语言形式点缀在引导中。详细的催眠语言模式将在第五章讨论。

确认（Ratification）

在确认阶段，催眠治疗师使用一系列简单的陈述句来确认恍惚状态，而这些陈述句可以反映个案在引发过程开始时所出现的变化。个案出现的变化，可以参考表4-1"催眠状态下的身心特征"。请注意，在确认时，催眠治疗师不再描述各种可能性，而是描述事实。例如，在确认阶段，治疗师可以这么说："当我跟你谈了一段时间，一些变化已经发生：你呼吸的速度改变了；你心跳的速度改变了；你吞咽的反射动作改变了；你身体的感觉可能变得不一样了；你对外在的反应改变了。"

确认陈述的意义是病人正在反应，这些反应是"催眠的"改变，而这些改变表示个案正在正确地经历催眠的改变。借由确认，鼓励个案继续和催眠师合作，进入下一个阶段的催眠经验。

表4-1 催眠状态下的身心特征

外在特征	内在特征
眼睛闭着，或缓慢地眨眼 眼皮颤动 呼吸改变（通常是变慢） 动作变少、变慢 表面肌肉变得扁平 泪液增加（眼睛湿润，或有泪） 无意识地抽搐 吞咽较为吃力 似睡似醒的表现 身体不太能动弹（僵直） 眼睛直视、散焦 身体温暖	懒得移动 时间扭曲感 声音忽远忽近 轻松感 漂浮、变轻的感觉 身体某部分消失了的分离感 健忘 视觉想象力提升 记忆力增加

引发（Elicitation）

引发包含三个方面：

（一）引发解离（Dissociation）

解离可以借由暗示的技巧引发出来，如解离陈述。它也可以借由催眠现象引发出来，例如抬起手臂、僵直、正性和负性幻觉，这些现象或多或少都有一些主观的解离成分。例如，催眠治疗师可能会暗示："它对你而言可能好像你是一个没有躯体的灵魂（bodiless mind），飘浮在空间中，飘浮在时间中。"引发的催眠现象促进解离的经验，因为解离是每一个完整催眠现象的一部分。

解离指示的加入，可以经由某种事情"就这样发生了"，和（或）让个案同时成为某个经验的"一部分或是分开了"，而让个案进一步的经验解离状态。

（二）引发反应性（Responsiveness）

引发解离之后，催眠师进一步发展反应性。以艾瑞克森的风格而言，治疗师可能会暗示："当下一次我说到'现在'，你可以做个深呼吸……现在。"为了引发个案对不预期暗示的反应，治疗师或许可以用逐步的方式，建立个案对治疗师明确和隐含式指导语的反应。催眠的主要目的之一，是建立一个纯净的合作气氛。

（三）引发资源（Resources）

一旦治疗师引发反应，特别是对细微提示的反应，"引导"的过程就已经结束。引发资源是催眠治疗的范围。因为本章集中在讨论"引导"，对于引发资源的讨论并不在本章的范围之内。一般而言，治疗师可以使用间接暗示，如轶事和隐喻，来刺激个案过去隐藏的资源。害怕飞行的恐怖症个案，或许有能力在其他人感觉到有困难的场合中感到舒服自在，例如，他们可能是很优秀的大众演说家；这些就是个案的资源。那些饮食过量的人，可能有许多资源可以控制他们双手的动作。一般而言，治疗师的工作是帮助个案体验性地找到隐藏的资源，如此个案可以利用这些资源来解决和应对那些导致他们需要寻求治疗的问题。

引导的主要目的是建立接下来的治疗舞台。如果治疗是倾向于使用间接技巧，例如隐喻、轶事或象征，来帮助个案引发改变的现象，那么引导就可以经由间接方式引发催眠现象来为治疗铺路。

有了ARE模式的大架构作为骨架，下一章的催眠语言则可丰富催眠的内容。

第五章

催眠语言

催眠是催眠师和个案互动的过程，这个过程中的大部分时间，催眠师需要和个案说话，因此熟练催眠语言是催眠师必备的基本条件。催眠的首要原则是让个案听了以后说："是的"，以一系列的"是的"和病人建立良好的关系，同理病人遇到的困难，进而陪伴病人朝着治疗的目标前进。

以下是简单的例子：

今天你来到这里（是的），告诉我许多关于你的问题（是的），让我知道你的感受和想法（是的）。或许你还没有找到解决的方法（是的），而期待我能够帮助你（是的）。如果你愿意，我们可以共同努力寻找可行的方案（是的）。

催眠的语言考虑因素（Linguistic Consideration in Hypnosis）

在催眠的时候，使用某些词语，可以增加让个案说"是的"的机会，具有鼓励个案进入催眠的作用。

（一）许可助动词（permissive verbs），如可以、可能、或许……

你**可以**听到我说话的声音。

你的身体**可能**有不同的感觉。

你的头脑**或许**思考着新的可能。

（二）副词（adverbs），如渐渐地、轻易地、轻松地……

渐渐地感受到舒服的感觉。

心可以**轻易地**体会。

轻松地坐下来是一个美好的体验。

（三）形容词（adjectives），如有趣的、有意义的、好奇的、惊讶的、舒服的、很享受的……

你可以为自己安排一个**有趣的**旅程，对你是**有意义的**、**令人好奇的**。

或许是一种**舒服的**感觉，以令你感到**惊讶的**方式出现。

是一个**很享受的**催眠旅程。

（四）名词或动词（nouns or verbs），如期待、改变、舒服、吸引、了解、知道、能力、察觉、经验……

你**期待**的**改变**或许会为你带来**舒服**，**吸引**着你更加了**解**内心世界，**知道**自己有**能力察觉**这一切是美好的**经验**。

相反地，另外一些词语的使用会减少弹性，给听者带来压力，增加病人说"不"的机会，在催眠时，甚至平时的对话中，都要尽可能少用。这些语词包括"应该""必须""不可以""不能"等。

催眠语言的三个层次

催眠语言的层次指的是语言特异性，是否具体描述一个现象。层次较低的描述较模糊，容易得到个案"是的"的反应，但较不精准、说服力较差。层次较高的描述，如果和个案的经验相符，可以协助个案更好地融入催眠，但如果不符合个案的经验，则可能得到个案"不是"的反应，而让他们脱离催眠的过程。催眠时根据个案的经验，适度调整使用的语言层次，有助于催眠的进行。

第一层：普遍通用的语言，例如：看到景色、听到声音、感觉到感觉、闻到气味、尝到味道、心中的想法、感受到情绪。

第二层：描述各种知觉的特质，例如：视觉的颜色、距离、动作、聚焦，听觉的音量大小、高低、音色，味觉的酸、甜、苦、咸。

第三层：更细节更具体的描述，例如：某一个知名的景点、建筑物，或实际的经验。

一、正向的期待（Positive Expectation）

催眠时的第一个催眠，是催眠师的自我催眠，包括了三个信念（faith）：催眠师相信个案有能力进入催眠状态、催眠师也有能力进入相同的催眠状态、催眠师相信自己有能力协助个案进入催眠状态。每一个遇到艾瑞克森的人，都会被艾瑞克森散发出的"当然，你可以！（Of course, you can!）"的气氛所感染。斯蒂芬·吉利根博士（Dr. Stephen Gilligan）则会在治疗时，让自己有个案痊愈时的幻觉影像，来引导治疗的过程。催眠师的第一个催眠是可以练习的。

练习

三个人一组，催眠师、个案、观察员各一名。

1. 催眠练习

观察员的任务：催眠师和个案准备好后，请催眠师开始催眠个案，并观察两人的互动。当个案进入满意的催眠状态后，请催眠师唤醒个案。过程结束后，提供反馈。

催眠师的任务：以正向的期待让个案进入"舒服放松"的催眠状态，进行的过程中只能使用"很好，就是这样。（That's right.）"这句话。首先让上述的三个信念充满自己，进入催眠师的自我催眠状态。接着仔细地观察个案，选择适当的时机，用坚定自信的语气说："很好，就是这样。"适当的时机包括个案呼气的时候，或个案出现呼吸变慢、肌肉放松、眼皮颤动等舒服放松的生理反应时，甚至是催眠师直觉的适当时机。持续观察个案，并且注意说话的速度、音量、方向、位置的改变如何影响个案的反应，直到个案进入令人满意的催眠状态。当观察员指示唤醒个案时，改变说话的速度、音量、方向、位置，将个案唤醒。

个案的任务：体验"舒服放松"的催眠过程，并提供反馈。

2. 反馈

反馈的主题：反馈的主要目的是提升催眠师的自信和能力。催眠师的反馈主题：如何让自己进入催眠师的自我催眠状态；如果进入了，那是什么样的经验？在语言表达的内容受到限制时，如何善用声音和身体，让催眠顺利进行？个案有哪些生理反应代表已经进入催眠状态？在整个过程中，自己最满意的是什么、怎样的调整会让催眠效果更好？

观察员的反馈主题：催眠师和个案的互动、催眠师如何促发催眠的过程，以及催眠师的具体优点。怎样的调整会让催眠效果更好？

个案的反馈主题：催眠师如何协助自己舒服放松？哪一点

是催眠师做得很好的？身体感觉、情绪、想法在催眠过程中的变化，以及是哪些变化让自己相信已经被催眠了？如果没有被催眠，还需要哪些现象来说服自己已经被催眠了？催眠师可以怎么做，才能协助自己进入更满意的催眠状态？

练习和反馈之后，三个人交换角色，练习并且反馈，每个人都可以担任不同的角色。

二、直接暗示（Direct Suggestion）

传统催眠强调暗示，催眠师通过一连串的暗示协助个案进入催眠状态，这些暗示通常是直接的暗示。了解个案的状态和需求，提供适当的暗示，让个案能够接受每个小暗示，是催眠能够成功的关键。

下面这一段是很常见的直接暗示催眠脚本（hypnosis script），脚本主题是渐进式肌肉放松（progressive muscle relaxation）。

你可以舒服地坐下来，体验接下来的过程。当你听我对你说话的时候，你可以自由地选择适合你的，帮助你进入舒服放松的催眠，也可以自由地把不适合你的，当作夏夜晚风吹过树梢，当作清凉溪水流过溪底的岩石。

如果可以，将注意力放在你的呼吸上，很仔细地注意每一次吸气，新鲜的空气经过鼻子充满你的胸腔；很仔细地注意每一次吐气，让全身的肌肉慢慢地放松下来，很仔细地注意每一次的呼吸，让呼吸变得越来越平顺、越来越缓慢。继续放松，继续放松，让全身的肌肉慢慢地放松下来。首先，放松头部的肌肉，额头的肌肉放松下来，眼睛周围的肌肉，眼皮的肌肉放松下来，让脸部的肌肉也放松下来，嘴唇嘴角的肌肉也放松下来，下巴的肌肉也放松下来，让脸部所有微小的肌肉都放松下来，脖子的肌肉也放松下来，越来越舒服，越来越放松，很舒服很放松。接着，让额头两边头部后方所有的肌肉都放松下来，肩膀的肌肉也会跟着放松下来，手臂、手肘、手腕、手掌、手指的肌肉都放松下来，想象自己的双手变得沉重、松软、无力，沉重、松软、无力，或许你的手指会有一种刺刺麻麻的感觉，会有很舒服的感觉，双手完全地放松下来。

再次注意你的呼吸，或许你已经注意到，比起刚开始的时候，你的呼吸变得更平顺、更缓慢。让自己进入一个深沉的催眠，很舒服、很放松，你正在学习一种全新的经验，享受进入催眠的美好经验，发现自己更多的能力。

接着，放松胸部和腹部的肌肉，让你的呼吸变得更平顺、更缓慢，让你的身体得到完全的休息，更加地放松，更加地舒服。继续放松，继续放松，让你的臀部也放松下来，大腿、膝盖、小腿、脚踝、脚掌、脚趾头的肌肉也跟着放松下来，继续放松，继续放松，让全身的肌肉都放松下来，继续体验所有美好的放松经验，很舒服很放松，完全地放松下来。当你进入美好放松的催眠，或许也会感到一些舒服的感觉，有些人会觉得身体变得温暖，就像一股暖流通过全身，让每一部分的肌肉都放松下来。有些人会发现身体的重量改变了，或许变得沉重，就好像整个人都要陷入椅子当中，或许变得很轻，就好像整个人都要飘浮起来。有些人则会经验到很特别的身体感觉，身体好像变成不是自己的身体，甚至身体的感觉消失了，好像没有身体的灵魂，进入最深沉的催眠状态。有些人则会经验到时间感觉的改变，时间好像停止了，好像身处在一个没有时间、没有空间的地方，体验到心灵完全的平静。请你花一些时间体验这一切，享受美好的体验，将所有美好的体验记下来，在你身体和心理不同的层面，经过这次的体验，你可以更快、更容易、更深沉、更美好地进入每一次的催眠。你可以更快、更容易、更深沉、更美好地进入每一次的催眠。

最后，我要请你慢慢地清醒过来，我会从5倒数到1，让你完全地清醒过来，我每数一个数字你都会变得越来越清醒，当你从这次的催眠中清醒过来，经过了充分的休息，你会发现自己全身充满了活力，头脑变得更清晰，变得更敏锐。

5、你可以从催眠中慢慢地清醒过来，4、让你的力量回到你的身上，3、慢慢地睁开你的眼睛，2、做几个很舒服的深呼吸，1、让自己回到这个房间，回到现在，完全地清醒过来，恢复所有正常的感觉，舒服的感觉。

练习

两个人一组，催眠师、个案各一名。

1. 催眠练习

催眠师参考上面的脚本，帮个案进行催眠。

2. 反馈

催眠师的反馈主题：脚本中的语句读起来是否顺畅？顺畅度如何影响催眠的效果？在整个过程中，自己最满意的是什么？怎样的调整会让催眠效果更好？

个案的反馈主题：催眠师如何协助自己舒服放松？催眠师在哪里做得很好？催眠师可以怎么做，以协助自己进入更满意的催眠状态？

给催眠师的小提醒：将脚本中的语句改为自己习惯的语句，以及事先熟读脚本，都可以增加催眠时的自信，提升催眠效果。

三、间接暗示（Indirect Suggestion）

间接暗示是艾瑞克森发展出来的重要催眠技巧，间接暗示或许是由善用（utilization）原则发展出来的；善用原则是艾瑞克森催眠与治疗的核心，善用任何情境、问题、优点、缺点来协助个案的生活变得更美好。随着年龄增长，小儿麻痹症反复侵蚀艾瑞克森的神经和肌肉，他的身体越来越虚弱，无法像年轻时直接伸手抬起个案的手，说话也变得很费力。艾瑞克森必须将他仅剩的每一分力气发挥到极致，精准地选择他的语言，以得到最好的催眠和治疗结果，间接暗示就成为善用原则的必然产物。

艾瑞克森自己并没有特别对间接暗示加以分类，他的许多学生如理查德·班德勒（Richard Bandler）、约翰·葛林德（John Grinder）、俄尼斯特·罗西和杰弗瑞·萨德等人，研究艾瑞克森使用的催眠语言并加以分类，方便大家了解与学习。每个分类系统都会有所差异，所以在学习的过程中，不要拘泥于不同分类系统或分类名称的差异，而要了解各种间接暗示可以引发的催眠效果，并且多加练习，直到可以灵活运用。

以下是杰弗瑞·萨德博士提出的分类系统。

● **自明之理（Truism）**

自明之理指的是明白可见、必然正确的叙述，个案听到时会在心中做出"是的"的反应，经由一连串"是的"的反应达到催眠效果，因此可以说催眠语言是由自明之理所组成的。

以下是自明之理的参考例句：

第一层的语言层次例句：

地球绕着太阳转动。

大地孕育万物。

万物依据自然的法则。

春夏秋冬四季运行。

生老病死是生命的历程。

喜怒哀乐是每个人都有的经验。

阅读可以是有趣的经验。

有各种不同的书。

每个人对于书本的喜好各有不同。

你可以选择最适合的。

第二层的语言层次例句：

你正在阅读这本书。

你可以有许多不同的方式阅读这本书。

你可以在许多不同的地方阅读这本书。

你可以用许多不同的心情阅读这本书。

或许你会注意到封面的设计。

或许你会注意到版面的编排。

或许你会注意到文字的意义。

第三层的语言层次例句：

你正在学习催眠。

你正在学习催眠引导的技巧。

你正在学习不同的催眠语言。

你可以思考如何完成一句自明之理。

你可以思考如何熟练使用自明之理。

你可以思考如何将自明之理运用在日常生活中。

自明之理的使用有以下的几个理由：

（一）同步（To pace）

同步指的是，通过语言或非语言的方式模仿个案，以建立良好的关系，因为彼此相似的人会互相喜欢（People who are alike like each other.）。催眠的时候选择与个案当下状况相符合的话，可以很容易地被个案接受。

你坐在这里。

听着我对你说话。

（二）引导注意力（To guide attention）

我们说出的话必然会引导个案的注意力，所以我们可以选择我们希望个案注意的。

你可以感觉到身体的感觉。

你可以感觉到身体随着呼吸自然起伏的感觉。

你也可以感觉到身体坐在椅子上的感觉。

（将注意力引导到身体的感觉上）

或许你可以听到外面的声音。

你可以听到我说话的声音。

你也可以听到你呼吸的声音。

（将注意力引导到听到的声音上）

（三）确认催眠状态发生（To ratify the trance）

在ARE催眠模式的第二个阶段——确认（Ratification），当观察到个案已经出现催眠的现象，就可以清楚指出观察到的现象，反馈给个案，确认个案已经出现适当的反应，也就是进入催眠的反应。要使个案做得很好，并且鼓励他继续。例如，在确认阶段，治疗师可能会说：

当我跟你谈了一段时间之后，一些变化已经发生：你呼吸的速度改变了；你脉搏的速度改变了；你吞咽的反射动作改变了；你身体的感觉可能变得不一样了。

（四）作为象征性指令（As symbolic injunction）

不同的语言有不同的象征性指令，最常见的出现在俚语和谚语当中。在英文中，"你的双脚踩在地板上（Your feet are

on the floor.）"这句话既有字面意义，同时也有"你是踏实的（You are grounded.）"的意思；"你的头是挺直的（Your head is straight.）"，也有"你说对了（You are saying things in the right way.）"的意思。

（五）嵌入命令（To embed commands）

嵌入命令是间接催眠语言之一，在说话过程中，利用语调加强、改变速度，或是停顿，加强给予个案的暗示。

享受催眠是很有趣的事。

或许你已经有了**新的体验**。

你可以……**做一个深呼吸**。

（六）创造一个"是的"套组（To create a "yes set".）

练习

两个人一组，催眠师、个案各一名。

1. 催眠练习

以自明之理引发一个正面体验。

催眠师询问个案期待在练习中重现的一个正面体验，用2~3分钟澄清该正面体验的细节，接着以该正面体验作为催眠的场景。开始催眠时，先请个案安定下来，准备接受催眠。催眠过程以自明之理仔细描述该体验必然存在的事物。当个案进入适当的催眠状态之后，再将个案唤醒，结束练习。

例如：个案期待的体验是"晴朗的日子里，在乡间骑单车"。

你可以舒服地坐下来，期待今天的单车之旅。你可以做几个很舒服的深呼吸，在内心探索。或许你可以想象来到这个熟悉的地方，你可以用你的眼睛去看，用你的耳朵去听，用你的身体去感觉，用你的心去感受。也许你可以看到蓝天白云，你也可以看到远处的青山，或许你也可以看到前方的道路，或许你还会注意到路边的花草树木。你可以注意到双手握着单车手把，你可以注意到坐在坐垫上的感觉，你也可以注意到一只脚踩在地板上，另一只脚踩在踏板上。

当你准备好，你可以出发。你可以听到风吹过，你可以听到齿轮的转动，你可以听到你的呼吸和心跳，或许你还可以听到心中轻快的旋律。景物从你的身边飞过，你继续前进。你可以感觉到太阳的热度，你可以感觉到双脚踩在踏板上的力量，你可以感觉到呼吸的节奏，你可以感觉到心跳的速度，或许你可以找到人车一体的韵律。

身旁的景色不断变化，或许是天边的小鸟，或许是路边的小花，或许是飞舞的蝴蝶，或许是额头滴落的汗水。你或许会听到虫鸣鸟叫，你或许会听到单车飞快前进，你或许会听到呼吸越来越顺畅，或许你已经分不清是人的声音、地的声音，还是天的声音。

旅程终将结束，你可以放慢速度，调整呼吸，带着你体会到的一切清醒过来，让这一切帮助你充满活力地度过每天的生活。你可以做一个、两个或三个舒服的深呼吸，等你准备好，你可以睁开眼睛完全清醒过来。

2. 反馈

催眠师的反馈主题：如何增加催眠的效果？在整个过程中，自己最满意的是什么？怎样的调整会让催眠效果更好？

个案的反馈主题：催眠师的引导如何协助自己进入该正面的体验？催眠师在哪些方面做得很好？催眠师可以怎么做，以协助自己更满意地进入该正面的体验？

初学者如果有较多伙伴参加时，可以将催眠师的人数增加至三或四位，以轮流的方式，每人每次只说一句自明之理。如此可以增加每次思考的时间，减少练习时的压力。

● 嵌入命令（Embedded commands）

嵌入命令的目的，是让个案可以特别注意到催眠指令。使用的方法是在说话过程中，利用语调加强、改变速度，或是停顿，来加强给个案的暗示。就好像书本的字句中，改变字型、颜色、字体大小，或改为粗体字与斜体字、前后加入空白、加上底线或括号，这都是用来提醒读者，强调该字句的重要性。

享受催眠是很有趣的事。（放慢速度）

或许你能够**拥有新的体验**。（加重语调）

你可以……**做一个深呼吸**。（停顿后再说出指令）

形成嵌入命令的流程，首先要有一个指令的目标，其次是使用一个许可助动词，最后形成一个自明之理。"做一个深呼吸"是一个指令，如果改为"你可以做一个深呼吸"就是一个自明之理。进一步形成嵌入命令时，可以运用以下几种方法加以变化。

（1）在可以、能够和或许等许可助动词之后，再以语调加强、改变速度，或是停顿等方式加上暗示指令，形成嵌入命令。

你可以**做一个深呼吸**。

（2）在不定式（infinitives）处停顿，改变强调的部分。

很有趣的是……**做一个深呼吸**。

注：中文中缺少不定式词，上个例句的英文如下：

It is interesting to ... take a deep breathe.

（3）可以插入人名或不要插入人名，插入人名可以让该指令更为个别化。

你可以，小明，**做一个深呼吸**。

（4）可以重复陈述或不重复陈述，重复陈述是催眠中很重要的方法。

你可以做一个深呼吸……做一个深呼吸。

● "是的"套组（Yes set）

"是的"套组（见图5-1）是间接催眠语言中很重要的模式，它由一系列的三个自明之理，再加上第四个自明之理组成。位于前面一系列的三个自明之理，被用来当作"同步"陈述，而紧接着的第四个自明之理，则被用来作为"引发"的陈述。

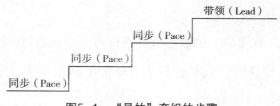

图5-1 "是的"套组的步骤

以下面的例子而言：

第一次同步（P1）：你可以听到房间外面的声音。

原本可能造成干扰的声音被提起，而非否认或置之不理，同理个案的处境，和个案同步，得到个案第一个"是的"。

第二次同步（P2）：你可以听到我说话的声音。

将个案的注意力转到一个中性的对象，得到个案第二个"是的"，同时建立催眠师和个案的连结。

第三次同步（P3）：你可以听到你自己的呼吸。

将个案的注意力转到另一个中性的对象，得到个案第三个"是的"，同时建立个案的自我连结。

带领（L）：你可以体验到声音的改变

第四个陈述是催眠师想要引发的个案反应，在没有前面三个陈述的带领下，不容易得到个案"是的"的反应。相对而言，前面三个陈述可以很容易得到个案"是的"的反应。所以在上述三个自明之理之后，一方面建立了和个案的关系，另一方面则让个案心里酝酿了继续说"是的"的驱动力，接着加入"引发"的陈述，如此个案会很自然地接受第四个陈述的暗示。

在这组"是的"套组中还有两点值得注意，其一是四个自明之理都是听觉的陈述，其二是四个陈述是依据由外向内的方式安排的，如此个案可以停留在同一个感觉系统，不会感到混乱，同时注意力可以有方向性地由外向内集中。

"是的"套组使用了牛顿的第一运动定律，"静者恒静，动者恒动"——当头脑开始思考"是的"，便会趋向继续思考"是的"。"是的"套组的重要性在于它可以容易又快速地得到个案"是的"的反应，迅速和个案建立关系，并且为个案准备好继续前进的动力。当你经验到失去个案的治疗关系，在催眠或治疗会谈中使用"是的"套组是很好的选择。

根据这个基本句型，可以有以下的变化：

（1）一个"是的"套组后面接着附加问句或是不要接着附加问句。（"Yes Set" with or without Tag Question.）

你可以听到房间外面的噪声。

你可以听到我说话的声音。

你可以听到你自己的呼吸。

你可以……体验到声音的改变。

你可以注意到双脚的姿势，不是吗？

你可以注意到双手的姿势，不是吗？

你可以注意到身体的姿势，不是吗？

而你也可以注意到全身放松的感觉，不是吗？

（2）一个"不是"套组（"No Set"）后面接着附加问句或是不要接着附加问句。（"No Set" with or without Tag Question.）

你不需要注意到我现在正在对你说话，是吧？

你不需要注意到我说话的音调，是吧？

你不需要注意到我说话的内容，是吧？

你也不需要注意到你将会如何应用我说的这一切，是吧？

你不必刻意调整呼吸的节奏。

你不必刻意调整心跳的速度。

你不必刻意调整肌肉的张力。

你也不必刻意让自己感觉越来越舒服。

（3）一个"我不知道"套组后面接着附加问句或是不要接着附加问句。（"I-Don't-Know Set" with or without Tag Question.）

我不知道你会看到什么颜色，是吧？

我不知道你会看到什么形状，是吧？

我不知道你会看到什么画面，是吧？

而我也不知道你会看到什么样的美好景象，是吧？

我不知道你会注意我的声音的大小，

我不知道你会注意我的声音的音调，

我不知道你会注意我的声音的速度，

而我也不知道你会如何运用我的声音。

（4）三个思考加一个思考。

你可以评估。

你可以判断。

你可以分析。

而你可以思索最好的方法。

（5）三个感觉加一个感觉。

有时候你会感到怀疑。

有时候你会感到困惑。

有时候你会感到肯定。

你可以自在地拥有所有的感受。

（6）三个行为加一个行为。

你可以闭上眼睛。

深深地吸一口气。

然后慢慢地呼气。

让自己放松下来。

（7）三件未来的事加一件未来的事。

你可以在早上清醒过来。

你可以舒服地伸个懒腰。

你可以起床。

你可以愉悦地迎接新的一天。

（8）三件过去的事加一件过去的事。

或许你会回到高中的时候。

或许你会回到初中的时候。

或许你会回到小学的时候。

或许你可以找到美好的童年回忆。

（9）三件现在的事加一件现在的事。

你可以看着书本上的字句。

你可以研究其中的意义。

你可以了解各种语言形式。

而你可以熟悉催眠语言的运用。

（10）三个听觉加一个听觉。

你可以听到你的呼吸。

你可以听到你的心跳。

你可以听到我说话的声音。

你也可以听到美好的旋律。

（11）三个视觉加一个视觉。

当你闭上眼睛，

或许你仍然可以看到光线，

或许你仍然可以看到颜色，

或许你仍然可以看到形状，

甚至你可以看到一些景象或画面。

（12）三个触觉加一个触觉。

你可以感觉双脚踩在地板。

你可以感觉身体坐在椅子上。

你可以感觉双手放在大腿上。

你可以感觉舒服的感觉正在蔓延。

（13）三个催眠组合加一个催眠组合。

或许你会感到温暖。

或许你会感到有点刺刺麻麻的感觉。

或许你会感到身体的重量正在改变。

或许你感到身体的感觉正逐渐消失。

练习

四个人一组，一位个案，三位催眠师。

1. 催眠练习

三位催眠师合作练习，使用"是的"套组催眠个案（见表5-1）。第一阶段使用三组"是的"套组让个案进入舒服放松的催眠状态，第二阶段使用三组"是的"套组深化催眠状态，第三阶段使用三组"是的"套组让个案回到一个美好的经验。

催眠师A为主催眠师，在开始练习"是的"套组之前和个案会谈，并请个案准备好接受催眠。催眠师A开始第一组"是的"套组的第一个陈述，催眠师B完成第二个陈述，催眠师C完成第三个陈述，再回到催眠师A完成第四个陈述，也就是第一组"是的"套组引发反应的暗示。

催眠师B再开始第二组"是的"套组的第一个陈述，催眠师C完成第二个陈述，催眠师A完成第三个陈述，催眠师B再完成第四个陈述。催眠师C再发动第三组"是的"套组，接着依序完成全部九个"是的"套组。最后催眠师A将个案唤醒，并与个案讨论催眠的经验。

表5-1　"是的"套组练习

套组数	催眠师 A	催眠师 B	催眠师 C
第一组"是的"套组	P1-1	P1-2	P1-3
	L1	—	—
第二组"是的"套组	—	P2-1	P2-2
	P2-3	L2	—
第三组"是的"套组	—	—	P3-1
	P3-2	P3-3	L3
第四组"是的"套组	P4-1	P4-2	P4-3
	L4	—	—
第五组"是的"套组	—	P5-1	P5-2
	P5-3	L5	—
第六组"是的"套组	—	—	P6-1
	P6-2	P6-3	L6
第七组"是的"套组	P7-1	P7-2	P7-3
	L7	—	—
第八组"是的"套组	—	P8-1	P8-2
	P8-3	L8	

套组数	催眠师 A	催眠师 B	催眠师 C
第九组"是的"套组	—	—	—
	P9-2	P9-3	L9

注：P指同步（Pace），L指带领（Lead）。

2. 反馈

催眠师的反馈主题：三位催眠师如何互相配合，以达到最好的催眠效果？自己最习惯使用的感官系统是视觉、听觉，还是身体感觉？在整个过程中，自己最满意的是什么？怎么调整会让催眠效果更好？

个案的反馈主题："是的"套组对于增进催眠效果有什么好处？催眠师们互相配合的情形，是否有助于增进催眠效果？催眠师做什么样的改变，可以让自己有更好的催眠体验？

练习

● 引述（Quotes）

在一般生活对话中，引述常被用来增加可信度和说服力。以下是常见的例子：

传言指出："某位女艺人已经于今年年初秘密结婚。"

玛雅预言："世界末日即将到来。"

该公司某位不具名主管表示："本公司今年营收将创新高。"

根据调查："身材矮小的男性较有女人缘。"

统计显示："这个城市的市民越来越快乐。"

英国的医学报道："学习催眠的人较长寿。"

通过引述的形式，说话者绕过听话者意识的理性分析，将听者的注意力带到引述的陈述内容，如此接受该陈述内容的机会就大为提高。引述来源是什么通常不是那么重要，但如果可以更契合听者的喜好和习惯，效果会更好，例如，注重健康养生的人，就比较容易接受医学研究、医生、医院的引述来源。在催眠的治疗情境下，催眠师的引述仍然要有所依据，不应该造假欺骗个案。

引述的催眠形式中，催眠师在社交互动的层面谈着和个案没有直接相关的事物，但在心理层面则将暗示传达到个案的潜意识。因为催眠师在这个过程中并没有直接对个案下暗示的指令，所以个案在意识层面无从阻抗。

以下是几个例句：

我会告诉自己："**闭上眼睛。**"

朋友提醒我："**做几个舒服的深呼吸。**"

萨德博士常说："**在内心探索。**"

我曾经读过一篇报道指出："保持健康的方法是**好奇地面对**

到来的一切。"

上面的例子中，催眠师似乎在社交互动的层面谈论自己的个人经验，但在潜意识的层面，则如粗体字的部分，是一段催眠引导。

● 假设前提（Presuppositions）

假设前提是口语交谈中常见的语言模式。例如："小明甚至不知道他家后面有一座山。"在这个句型当中，"他家后面有一座山"是一个假设前提，听到这句话的人会把注意力放在小明"不知道"上面——小明是不是有什么样的问题，竟然会不知道；而同时却在潜意识里直接接受了"他家后面有一座山"的陈述，并认定这是一个事实。

以下是创造假设前提句型的方法：

（1）使用疑问词（什么时候、在哪里、哪个部分、如何、多快地、多少等）创造出时间、地点、过程、数量、程度，或是不同的选择等句型。

我不知道你会在**什么时候**进入催眠状态。

（时间的假设前提）

或许你会思考你将**在哪里**进入催眠状态。

（地点的假设前提）

我很好奇你**身体的哪个部分**会最先进入催眠状态。

（部位的假设前提）

你的潜意识知道你会**如何**进入催眠状态。

（过程的假设前提）

我不知道你会**多快地**进入催眠状态。

（速度的假设前提）

或许你很想知道你将体会到**多（深）的**催眠经历。

（程度的假设前提）

你将注意到舒服的感觉，会是温暖的感觉，或者是刺刺麻麻的感觉，或者是轻飘飘的感觉，或者是身体的感觉正逐渐消失，又或许是我不知道的舒服的感觉，而你才是最了解的人。

（提供几个不同的选择，但不强迫病人选择哪一项，甚至可以自由地选择，而注意到舒服的感觉是本句的假设前提，无论个案的选择是什么。）

你可以在做一个深呼吸之前或之后进入催眠状态。

（提供了两个选择，无论个案做了哪一个选择，都会进入催眠状态。）

（2）使用享受、经验、欣赏等辅助（auxiliary）或修饰（modifying）动词。

你可以放松。（自明之理）

你可以享受放松。（可以放松成为假设前提）

（3）使用完全地、很快地、逐渐地、小心地、仔细地等副词（adverbs）。

你可以放松。（自明之理）

你可以**快速地**放松。（可以放松成为假设前提）

你知道你能够快速地进入催眠吗？

这就形成了一个双重假设前提（double presuppositions）的句子，第一个假设前提是进入催眠状态，第二个假设前提是快速地进入催眠，个案的注意力则放在"你知道"，而在潜意识直接接受他有能力进入催眠状态，并且是快速地进入催眠状态。

我很好奇你会**如何享受**进入催眠的乐趣？

这也是一个双重假设前提的句子，第一个假设前提是进入催眠状态，第二个假设前提是享受乐趣，个案的注意力则放在过程上。

● **解离陈述**（Dissociation statements）

解离陈述的语言模式是为了创造解离的催眠现象。解离陈述的公式如下：

你的____A____可以____B____但是/而且/当

你的____C____可以____D____因为

_____E_____。

空格A：知觉的意识状态，可以是意识、思想，或是身体部位。

空格B：特定的"同步（pacing）"陈述，这样可以将个案的注意力聚焦到外面。如果提到任何的阻抗，这样可以将阻抗限制在意识的状态。另外的选择，则可以反映任何催眠组合的改变，这样让主句变成"确认陈述"。

空格C：意识的催眠状态，和空格A是相对应的，例如：潜意识、身体或另一个身体部位。

空格D：一般性的"引发（eliciting）"陈述，例如，这个假设性的陈述可以将个案的注意力聚焦到内心世界，或是促进任何催眠或治疗的目标，也就是本句型的催眠指令。在空格D之前使用许可助动词："可以""可能"或"或许"之后停顿，可以创造出嵌入命令。或许刻意不强调嵌入命令的效果会比过度强调嵌入命令来得有效。你也可以在引发陈述之前插入个案的名字，来增强嵌入命令的效果。

空格E：在"因为"之后加入一个动机（motivation），和个案相关正面的事物（positive）做联结，可以增强个案接受在"因为"之前指令的效果。

范例：

你的意识可以注意到你的双脚踩在地板上的感觉，但是

你的潜意识可以……享受飘浮的感觉，因为

体验到知觉发展的许多不同方面是非常有趣的。

你的耳朵可以听到我说的话，而

你的身体可以感觉到舒服，因为

人可以拥有许多不同的感受。

你的身体可以坐在这里，但是

你的心可以飘浮，因为

身体和心理可以有各别的运作。

● **双重解离陈述**（Double dissociation statements）

将两个解离陈述组合成双重解离陈述，这样会让个案不容易进行理性分析，造成意识信息泛滥（information overflow），而达到困惑（confusion）的效果；个案的意识会处在不平衡的状态，为了结束这个不平衡状态，最快的方法就是捉住一个最简单易懂的想法，赶快恢复平衡，所以在意识感到困惑时，接下来的暗示就很容易被接受，个案会进入较深沉的催眠状态。催眠治疗师可以使用下列的通用形式：

你的意识可以＿＿＿A＿＿＿而且

你的潜意识可以＿＿＿B＿＿＿。或者

你的潜意识可以＿＿＿A＿＿＿而且

你的意识可以＿＿＿B＿＿＿。

范例：

你的意识可以思考而且

你的潜意识可以放松。或者

你的潜意识可以思考而且

你的意识可以放松。

练习

两个人一组，个案一名，催眠师一名。如果有较多成员参与，可以增加催眠师人数，以减轻催眠师的压力。

1. 催眠练习

催眠师练习使用解离陈述或双重解离陈述催眠个案。第一阶段使用三组解离陈述让个案进入舒服放松的催眠状态，第二阶段使用三组解离陈述深化催眠状态，第三阶段使用三组解离陈述让个案回到一个美好的体验中。

2. 反馈

催眠师的反馈主题：催眠师如何流利地使用解离陈述或双重解离陈述，以达到最好的催眠效果？在整个过程中，自己最满意的是什么？怎样的调整会让催眠效果更好？

个案的反馈主题：解离陈述可以引发什么催眠现象？催眠

师们互相配合的情形，是否有助于增进催眠效果？催眠师做什么样的改变，可以让自己有更好的催眠体验？

● **隐含原因（Implied causative）**

隐含原因的语言模式是要以现有的状态为基础，引发个案进一步的反应。这样的句型安排，现有的状态就如同想要引发的反应的成因。有两种方式形成隐含原因的句型：

（一）"当X，然后Y"或"在X的时候，然后Y"

在此，X是一个行为，而Y是一个状态；或相反的，X是一个状态，而Y是一个行为。

当你做一个深呼吸，你可以放松。

当你放松的时候，你可以进入催眠状态。

当你进入催眠的时候，你可以感到舒服。

（二）"X让Y"

同样的，在此X是一个行为，而Y是一个状态；或相反的，X是一个状态，而Y是一个行为。

每一个呼吸让你感到更舒服。

舒服的感觉让你体验到催眠。

读到这里让你了解催眠语言。

练习

三到五个人一组。

1. 催眠练习

成员围成一圈坐在一起，练习用隐含原因的句型做催眠，目标是舒服的催眠状态。第一位成员作为带领者，先发动第一句隐含原因，第二位成员以第一句隐含原因的第二部分为开头，完成第二句隐含原因，第三位成员以同样方式完成第三句隐含原因。如此依序练习，当第一位成员觉得练习足够时，即可将大家唤醒。

2. 反馈

隐含原因的语言模式对于进入催眠状态的帮助是什么？以前面一位成员句子后半段作为开头，要完成隐含原因的句型会有什么限制？怎么做可以让句子更为顺畅？同时担任催眠师和个案的角色，是什么样的经验？是否会让人更容易或更不容易专注整个过程？

催眠语言模式综合练习一

两个人一组，个案一名，催眠师一名。如果有较多成员参与，可以增加催眠师人数，以减轻催眠师的压力。

1. 催眠练习

催眠师综合练习使用上述八种催眠语言模式催眠个案。第一阶段依序使用各种催眠语言模式各一次，让个案进入舒服放松的催眠状态，第二阶段依序使用各种催眠语言模式各一次，深化催眠状态，第三阶段依序使用各种催眠语言模式各一次，让个案有一段美好的体验。

练习的时候可以先写下八种语言模式，方便于催眠过程中提醒催眠师。

自明之理（Truism）

嵌入命令（Embedded commands）

"是的"套组（Yes set）

引述（Quotes）

假设前提（Presuppositions）

解离陈述（Dissociation statements）

双重解离陈述（Double dissociation statements）

隐含原因（Implied causative）

2. 反馈

催眠师的反馈主题：催眠师如何顺畅地联结不同的语言模式，以达到最好的催眠效果？催眠师比较熟悉使用哪些语言模式，比较不熟悉使用哪些语言模式？这样的差别在练习一段时间之后，是否会改变？这样的差别是否源于催眠师的个人偏好，或是催眠师的个人风格？在整个过程中，自己最满意的是什么？怎样的调整会让催眠效果更好？

个案的反馈主题：催眠师使用哪些语言模式最能帮助自己达到催眠状态？催眠师做什么样的改变，可以让自己有更好的催眠体验？

以下的催眠引导，是我在一次工作坊中为学员所做的示范练习。我以集体催眠的方式完成我的练习。

第一遍：

接下来我要和你们"谈谈不是旅行的事"。

旅行是很有趣的事。

旅行可以让我们有**很多的期待**。

而你可以选择到一座城市，

你也可以选择到一个乡村小镇，

你也可以选择到一个海边，

而你可以选择一个让你**感到舒适**的地方。

萨德博士在一次治疗之后告诉我：

"应该可以安排一个美好的假期了。"

而我很好奇地想要知道哪里是你最期待的地方。

你的身体可以在这里，

而你的心可以到那个**令你期待**的地方，

因为梦想是人类进步的动力。

你的意识可以规划，

而你的潜意识则可以**期待**；

或者你的潜意识可以规划，

而你的意识则可以**期待**。

当你在心中规划了一段时间，

你可以开始这个有趣的旅程。

第二遍：

旅行可以有许多的方式。

或许你能够很享受这个过程。

你可以搭车，不是吗？

你可以坐船，不是吗？

你也可以搭飞机，不是吗？

而你可以选择以**最舒适的方式**到达，不是吗？

西方有一句话："条条道路通罗马。"

而我不知道你将会如何**享受这段旅程**。

你的心可以选择，

而你的身体则可以舒服地体会，

因为身体和心理会有最协调的合作。

你的意识可以思考，

而你的潜意识可以**享受过程**；

又或许你的潜意识可以思考，

而你的意识可以**享受过程**。

而这个旅程将会带你来到这个有趣的地方。

第三遍：

而你能够在这里探索。

让自己有更深刻的了解。

你可以用眼睛去看，

你可以用耳朵去听，

你可以用身体去感觉，

你也可以**用心去体验**这所有的一切。

我常会提醒自己："今天我会有什么新的发现？"

或许你正在思考你将**体验多少愉快的感受**。

你的耳朵可以听我说话，

而你的身体可以**体会**到更多更多，

因为身体可以有许多不同的运作。

你的意识可以学习，

而你的潜意识则可以**体会**；

或许你的潜意识可以学习，

而你的意识则可以**体会**。

当你体会了这一切，

你可以带着你所体会到的结束这次美好的旅程。

在这段练习的过程，有些学员拿笔试图记下我说的每一句话，有些学员则仔细聆听我所说的，而大多数的学员在中途就闭上眼睛，以不同于平时习惯的方式来学习。练习结束，我请学员分享他们的学习经验。努力记录的学员表示，有了实际的例子，他们终于知道催眠语言如何使用。仔细聆听的学员大多表示，在一开始，他们知道这是催眠语言的示范，他们也想要学习催眠语言的使用方法。但经过一段时间，他们自然地闭上眼睛，让自己进入一次内心的旅程。当然，每个人分享的旅程都不同。

我的这次练习，在社交层面谈论旅行，但在心理层面，则在三遍的练习依序加入了治疗性暗示，分别是：期待、享受过程和学习体会。这次练习得到了学员多样性的反应，有的是教导性的学习，有的是催眠的放松体验，有的重温了过去的旅行经验，有的则是规划了未来的旅程。

这是艾瑞克森学派会谈催眠引导（conversational induction）的基础，会谈催眠引导的架构是"说A，意含B，而得到C

反应；或是说X，意含Y，而得到Z反应。（Say A, Mean B, Response C; or Say X, Mean Y, Response Z.）"。我以旅行作为学习催眠的隐喻，并且假设学员希望能够得到教导性的学习和经验性的体会，所以在第三遍加入学习体会的暗示。而在第一、二遍中，以期待和享受过程作为事先的铺陈。这项练习的目的，除了熟悉各种催眠语言模式之外，更是进阶催眠治疗的基础。

催眠语言模式综合练习二：社交对话中的催眠语言

两人一组，个案一名，催眠师一名。

1. 催眠练习

催眠师选定一个日常生活情境，以催眠语言描述该情境，依序完成催眠语言模式三遍，而在每一遍的描述中加入治疗性的暗示。日常生活情境的选择可以和个案讨论，选择个案感到较为轻松愉快的情境。治疗性的暗示的选择，则可以询问个案，对于本次练习的期待。催眠师可以事先将催眠的脚本完成，再对个案进行催眠。

2. 反馈

催眠师的反馈主题：通过催眠语言模式，如何将社交性的会谈和治疗性暗示结合？催眠进行的过程，观察个案是否出现治疗性暗示的反应，符合"说A，意含B，而得到C反应"的架构。

个案的反馈主题：催眠师以这样的方式进行催眠，对于催眠的体验会有什么影响？会专注在社交性的谈话还是治疗性的暗示？

【问题思考】

在第四章讨论到的催眠现象包括引导注意力、改变强度、创造解离以及调整反应四种。各个间接催眠语言模式，分别会引发何种催眠现象？当你想要引导注意力时，你会选择什么间接语言模式？当你想要改变强度时，你会选择什么间接语言模式？当你想要创造解离时，你会选择什么间接语言模式？当你想要调整反应时，你会选择什么间接语言模式？

【参考答案】

引导注意力使用的催眠语言：自明之理（Truism）、嵌入命令（Embedded commands）、"是的"套组（Yes set）、引述（Quotes）。

改变强度使用的催眠语言：假设前提（Presuppositions）。

创造解离使用的催眠语言：解离陈述（Dissociation statements）、双重解离陈述（Double dissociation statements）。

调整反应使用的催眠语言：隐含原因（Implied causative）。

第六章

催眠引导过程（The Process of Hypnotic Induction）

　　本章我们将会研究一段艾瑞克森催眠引导的逐字稿，了解艾瑞克森催眠语言的实例。以下这段催眠引导过程是艾瑞克森在1964年，应邀在美国医师年会的会议中进行催眠的示范和教学，主要的观众是医生。

　　当时大众对于催眠的了解大多受到催眠舞台秀的影响，所以存在相当程度神秘色彩的误解。而医学界也才刚开始不将催眠视为骗人的巫术，接受催眠是可行的治疗模式，因此艾瑞克森的示范教学中会提到舞台秀以及催眠在医疗上的运用。在这类研讨会的示范中，艾瑞克森不会事先筛选个案，而由主办单位安排。

　　这次的录像过程，有数位女性个案已经坐在舞台上等候，艾瑞克森将为其中两位做催眠。第一位女性莎莉坐到椅子上，工作人员为她戴上麦克风，艾瑞克森就开始工作。

　　艾：告诉我，你之前是否曾经进入催眠状态？

　　莎：没有。

　　艾：你是否曾经看过？

莎：没有。

艾：你是否知道进入催眠状态是怎样的？

莎：不。

艾：你是否知道你必须做所有的事……而我只是坐在旁边……并且享受、欣赏你所做的吗？

莎：不，我不知道。

艾：你不知道？

莎：是的。

这是一组"不是的"套组，艾瑞克森在前面三个问句，得到连续三个"不"的回答，紧接着加上的第四个问句则是带有假设前提的问句，莎莉回答："不，我不知道。"而接受了"你必须做所有的事……而我只是坐在旁边……并且享受、欣赏你所做的"这个假设前提。

会谈一开始就这么做是很不寻常的，艾瑞克森这么做是有道理的。莎莉一坐在位子上，就已经进入一种很专注的自我催眠状态，或许是那个情境令她十分紧张，她专注在艾瑞克森身上，等待他的指令。艾瑞克森用这几个问句把莎莉从她的自我催眠状态唤醒，将注意力转移到他希望她配合的事上。

第一个问句中的"之前"是非常有趣的，是在莎莉自行进入的催眠之前，还是即将配合艾瑞克森要求她进入的催眠之前，留下一个模糊的弹性空间。当个案可能有阻抗或疑问的时候，让个案很早就公开地把"不"说出来，是一种减少阻抗或疑问的方法。莎莉说"不"是针对她不知道，但隐含着她接受了其中的假设前提，她必须做所有的事。

　　艾：好的，我要开始享受、欣赏你所做的……

　　　　而我要做的第一件事……是这样……

　　　　我会像这样握住你的手……

　　　　而它可以像那样抬起来……

　　　　如此你可以看着它……

　　　　然后闭上你的眼睛……

　　　　而进入深层舒服的睡眠……

　　　　如此深层舒服的睡眠……如此深层舒服的睡眠……

　　"享受、欣赏你所做的"是一个鼓励，催眠师要像啦啦队一样为个案加油。艾瑞克森开始使用手臂悬浮催眠技巧（arm levitation），将莎莉的手抬到半空中，再加上连续的隐含原因"如此你可以看着它""然后闭上你的眼睛""而进入深层舒服的睡眠"，接着是重复的直接暗示"进入深层舒服的睡眠"。在古老的年代，催眠和睡眠仍会被混为一谈，但现在的催眠师会把催眠和睡眠当作不同的两件事。

　　艾：如此你可以接受一项手术。

如此任何符合礼节的事……可能发生在你的身上。

现在，我要给你一个小小的惊喜。

但那是可以的。我会非常非常地小心。

（将莎莉的脚放下。）

艾：而你舒服吗？

莎：是的。

因为是在医学研讨会的场合，所以使用了"接受一项手术（undergo an operation）"的说法，但在英文中，"operation"并不必然是医学的手术，还可能是其他任何"操作"。

在此艾瑞克森对莎莉做的第一个操作，是把她的脚放下，即使是现在，一个男人在大庭广众之下，将一个年轻女性的脚放下，都不是那么的"符合礼节"，更何况在当时保守的年代。艾瑞克森这么做之后，莎莉仍是舒服的，那隐含的意义是莎莉已经处在一个特殊的状态，这是确认催眠反应已经出现了。当莎莉的脚放下来，她不再是跷着脚，而处在一个开放的姿势，象征着她可以对艾瑞克森开放。莎莉的舒服可以是全面的舒服状态，也可以是对于艾瑞克森为她做的"操作"而感到舒服。

艾：而你可以再点个头吗？

你知道一般人如何点头吗？你真的不知道。但他们这样点头。

而你……这……样……点。而你不知道我在说什么。

但那是可以的。

在莎莉回答"是的"的同时，也缓慢地点头，艾瑞克森马上反馈给她。她已经不是在"一般（ordinary）"的状态，再次确认催眠反应。即使莎莉闭上眼睛，不会看到艾瑞克森，但他仍在说话时缓慢地点头，以肢体动作、说话的速度和方向等非语言的方式，增加说话的效果。而整个确认的过程，莎莉的意识可以不知道，但她的潜意识是有反应的。

艾：现在你的手正朝着你的脸抬起来。

而当它碰到你的脸……你会做个深呼吸……然后进入深层舒服的睡眠中。

而你真的不知道……会是如此的容易，是吗？

而它和催眠舞台秀比起来……是如此的不同，不是吗？

因为你了解你是……真正在做的那个人。而你知道，不是吗？

现在我要请你……睁开你的眼睛。嗨！

莎：哈罗！

确认莎莉的手正抬起来，再加上朝着脸前进的暗示，接着是隐含原因的句型，进入深层的催眠状态。在莎莉出现许多催眠现象之后，艾瑞克森以一连串加上附加问句的句子加以确认，而这些句子是以假设前提陈述所组成的，无论莎莉的回答是什么，进入催眠是容易的；不同于舞台秀，这一切都是莎莉做到的，艾瑞克森将催眠的力量交还给她。使用附加问句正反面的句型，莎莉的意识会不太能清楚理解，于是绕过意识的阻抗。艾瑞克森使用了一个嵌入命令，他在说"现在我要请你……"时，语气有点犹豫，再说出"睁开你的眼睛"，让莎莉睁开眼睛，进入较清醒的状态。在此使用的技巧是分段法（fractionation），在个案进入催眠状态时让个案稍微清醒，再让个案进入催眠状态，这样个案可以进入更深沉的催眠，后面会重复地使用引导进入再唤醒。

莎莉睁开眼睛时，结束第一段的催眠。

艾：你是否已经进入催眠状态？

莎：我不知道。

艾：你不知道。你真的不知道。

艾瑞克森得到一个不肯定的答案，他的典型回应是"你不知道"，和莎莉同步，并且进一步加以重构"你真的不知道"，带领莎莉进入不同的境界；她可以肯定自己的不知道，不知道是可以的，在清醒的时候仍然可以有怀疑。

艾：好的，我会告诉你如何知道。

看着你的眼皮，看看它们是否会开始为你闭上。

而当它们开始为你闭上……那意味着你已经进入催眠

状态。

艾瑞克森要莎莉做的是看着眼皮，看看是否会闭上，这
是一个不根据前提的推理（non sequitur）。在催眠时请个案做
一个测试，是否会得到一个特定的结果；如果得到该结果，就
表示个案被催眠了。但事实上，完成这一个测试，必然会得到
这一个特定的结果。当莎莉看到自己的眼皮时，当然会闭上眼
睛，而得到她已经被催眠的推论。

接下来的句型则是隐含原因。

艾：当它们慢慢地闭上。（停顿）

太漂亮了。它们慢慢地闭上。它们慢慢地闭上。很

好，就是这样。完全地闭上，现在。

完全地闭上……完全地闭上而且继续地闭上。

而现在所有一切证据都来自你自己，不是吗？……

在莎莉闭上眼睛的过程中，艾瑞克森一直鼓励她，并且给
她足够的时间，直到完全地闭上眼睛。个案对于要求的指令会
有时间上的延迟，这在催眠中是很常见的，因为个案会体验到
时间扭曲（time distortion）的现象。

最后，当莎莉终于闭上眼睛，艾瑞克森再把催眠的力量交

还给莎莉："所有一切证据都来自你自己"。

艾：而你可以说话……

而你可以了解……

而你可以听……

而且你可以遵守指令。

例如，如果我请你抬起你的右手……你可以抬起你的右手。

而它正慢慢地抬起来。现在它就停在那里。

一开始的时候，艾瑞克森使用一组"不是的"套组，而这次他使用了一组"是的"套组。前面三句艾瑞克森让莎莉在心中回答"是的"，产生了继续回答"是的"的动量，让莎莉在听到第四句"遵守指令"时，很自然地也会回答"是的"。

"抬起你的右手"这个指令是以隐含原因的句型"如果……你可以……"说出来的，同时在"你可以"之后稍微停顿，而形成嵌入命令的句型。艾瑞克森在说这句话的同时，他也抬起自己的右手作为示范，即使莎莉是闭上眼睛的。

在前一段催眠中，艾瑞克森抬起莎莉的手，得到僵直（catalepsy）；这一次则要求莎莉自己抬起手，而她真的抬起来了，展现了她对艾瑞克森指令的反应。艾瑞克森可以在这个基础上，进行接下来的催眠。两段催眠都完成了抬手的动作，也建立了抬手动作和接下来催眠的连结。

艾：而你知道……无论你如何尝试，它就是会停在那里。

现在真的努力地尝试把它放下。在你长大成人后第一次……

你体验到如此的困难……将你的手放下。

不正是如此吗？这不是很迷人吗？这不是很有趣吗？

是的，就是这样。

在此，艾瑞克森对莎莉提出一个催眠现象的测试："无法将手臂放下"。在这个测试前的准备，艾瑞克森以加重语气、延长时间并且对着莎莉右手方向的方式，说出"那里"，就好像他对莎莉的指令。而他说的"尝试"隐含的只是"尝试"，而不是真的要莎莉将手放下；当人们说尝试的时候，通常并不是真的要做。当莎莉真的无法将手放下时，艾瑞克森马上确认她又完成了一个催眠指令，并且给予鼓励"这不是很迷人吗？这不是很有趣吗？"让正面情绪和催眠现象连结。

艾：现在，请你告诉我……你认为你会相信你曾经进入催眠状态……

在我请你睁开眼睛……完全清醒过来之后吗？

莎：是的。

艾：好的，我想要请你相信……你是不会被催眠的。

这样好吗?

莎:当然。

艾:好的。你知道你是不会真正地被催眠的。

在你睁开眼睛的时候……

你会马上知道。

艾瑞克森在这里使用"双重束缚(double bind)"技巧,他在第一个问句得到一个确认催眠的答案,第二个问句则转为让莎莉相信她不会被催眠,并且得到莎莉的同意,第三句则以"你是不会真正地被催眠的"作为结尾。如果莎莉回答"是",她就顺从了催眠指令,而如果她回答"不是",就表示她是会被催眠的。所以无论莎莉回是或不是,她都表示她是会被催眠的。"双重束缚"不是很容易的技巧,催眠师必须非常清楚地设计两个选项,使个案无论做哪一个选择都得到相同结果,同时不会让个案觉得被操控,而感到不舒服。

艾:告诉我,你认为你可以被催眠吗?

莎:不,我认为不会。

艾:你真的不这么认为。

莎:不。

艾:好的,我想要请你解释……这件小小的事情。

(将莎莉的右手抬起)

艾：在过去，你是否曾经让一个陌生人……

　　像这样将你的手抬起来，并且停留在半空中……

莎：没有。（微笑）

莎莉顺从地回答"不"，她依照艾瑞克森的指令反应，表示她是在催眠状态。接着艾瑞克森一边说要莎莉"解释……这件小小的事情"，一边抬起莎莉的右手，同时保持和她的眼神接触，就和第一次一样。和前面两次一样抬起右手的僵直动作，代表莎莉第三次进入催眠状态。而艾瑞克森以幽默的方式确认催眠的发生："你是否曾经让一个陌生人，像这样将你的手抬起来，并且停留在半空中"。

艾：好的，你知道……在催眠中……在医学催眠中……

　　有时候你要一个病人维持在……非常非常静止的

　　状态……

　　好让你可以进行手术……做所有的事……

　　在病人可以完全合作的状态下。

艾：而且，你知道……在进行手术时……

　　不需要……对病人解释……他们该做些什么……

艾：例如……

　　如果我告诉你闭上你的眼睛……你会将它们闭上……

　　现在……

在这里，艾瑞克森使用平行沟通的方式陈述，一方面陈述医学催眠会发生的事，这是属于社交层面在医学研讨会的教育内容；另一方面则加重"非常非常静止"的语调，是属于心理行为层面给莎莉的指令。最后一句是隐含原因，而加重的"现在"则成为指令，也就是嵌入命令的句型。

艾：你可以如此美好地闭上眼睛……而且让它们如此美好地闭着，

就外科手术而言，那可能是最重要的一件事。

你的右手静止不动，可能是外科手术上最重要的一件事。

艾：现在，你知道医学催眠是很不一样的……和催眠舞台秀比起来，催眠舞台秀是一个人拍打自己的胸膛……睁大眼睛然后告诉观众……他是一个多么棒的人。

艾：我想要让你了解的是……你……身为一个人……

真的是一个很棒的人……

可以做很多的事，在医学上帮助你。那会令你很快乐吗？

莎：是的。

在莎莉听从艾瑞克森的指令闭上眼睛，他就给她鼓励。接着艾瑞克森除了谈论催眠在医学的运用，也谈到催眠舞台秀和医学催眠的差别，以排除一般人对催眠的错误印象。最后又再次把催眠的能力归还给莎莉，并且和莎莉互动，得到她快乐的反应。

> 艾：现在，我并不知道你未来的目标会是什么，
>
> 但是我希望如果你结婚了，
>
> 有了小孩……你将会很舒服很容易地怀孕生产……
>
> 如果你要接受手术……你可以舒服容易地接受……
>
> 任何的手术……你可以接受的……将会是舒服又容易的。
>
> 任何牙科的治疗……将会是舒服又容易的。
>
> 你同意吗？
>
> 莎：非常。
>
> 艾：非常同意。
>
> 莎：是的。
>
> 艾：我很高兴。我希望你一辈子都记得。

艾瑞克森提供了一般的直接催眠后暗示，莎莉在未来的医学或牙科治疗都可以舒服又容易地完成，并且记得一辈子；这一点也得到了莎莉的同意。

> 艾：而知道我曾经催眠过你……真的并不重要。
>
> 对你而言重要的是你知道……
>
> 你完全靠自己完成了。

现在，我要你……做一个、两个或三个深呼吸……

让自己完全清醒过来。

艾瑞克森在这里做了一个失忆（amnesia）的暗示，让莎莉忘记他曾经催眠过她，并加强莎莉的自我能力，靠自己完成了催眠。在这次唤醒过程，艾瑞克森要莎莉"做一个、两个或三个深呼吸……让自己完全清醒过来"，有别于传统催眠的方法"当我从一数到五，你会完全清醒过来"；差别在于艾瑞克森将力量和决定权还给莎莉，在催眠结束前莎莉就可以决定要如何让自己清醒过来。

当莎莉清醒过来，代表第三次催眠结束。上次催眠都和右手抬手的僵直动作联结，也就为第四次的催眠做准备。

艾：嗨！告诉我，你叫什么名字？

莎：莎莉。

艾：莎莉？

莎：是的。

艾：我认为那是很好的名字。你想要和我握手吗？

莎：我很愿意。

艾：你愿意？

（握手时，艾瑞克森一边喃喃自语，一边以缓慢迟疑的方式将手抽离，让莎莉的手停在半空中。）

艾：而你知道你可以……如此快速而且容易地进入催眠吗？

莎：不知道。

艾瑞克森示范了著名的握手引导（hand shake induction），在此他并非想要炫耀，而是顺着前面三次催眠建立的联结为基础，示范更多的催眠现象。

在莎莉醒来时，艾瑞克森询问她的名字，这在一般社交场合初次见面时是很正常的，但是艾瑞克森却将它放在互动快结束的时候，这反映了他的风格——他将传统催眠的引导、深化、暗示、唤醒等过程打散，也让不同过程之间的界线变模糊了。

当艾瑞克森和莎莉握手时，和前面三次一样，他的眼睛一直注视着莎莉，嘴边说着听不清楚的话，并且以不确定的方式慢慢将手抽离，制造莎莉一种不确定的感觉，引发莎莉进入困惑的状态。在确定莎莉的右手再次进入僵直状态，艾瑞克森就将自己的手完全抽离，让莎莉的手停留在半空中。

最后他以一个带有假设前提的问句，确认莎莉再次进入催眠。

艾：但你是可以的，不是吗？

　　即使在你的眼睛完全睁开的时候。

艾：你知道……如果你想要的话……

　　也可以只看到你和我……而看不到其他的任何东西。

甚至看不到那些摄影机……

那些灯光或是其他的任何东西。

只看到我。

艾：而你真的不需要眨你的眼睛……用平常的速度……或
是任何类似的方式。

而你的手掌和手臂感觉如此的舒服。

艾瑞克森将莎莉的注意力引导到视觉，同时示范睁开眼睛
仍然可以进入催眠。接着是视觉的负性幻觉暗示，只看到他而
看不到灯光或摄影机。之后确认眨眼速度改变，以及手掌和手
臂感到舒服等催眠现象。

艾：现在，闭上眼睛。是的，就是这样……

完全的。做个深呼吸然后醒过来……

让我们再次握手。

嗨！莎莉。我很高兴认识你。认识你是我的荣幸。

莎：谢谢你。

艾：很感谢你帮助我。

莎：谢谢你。

艾：你是否真的了解……你已经帮了我一个大忙？

莎：我有吗？

艾：我希望，借由去除……催眠舞台秀……和许多其

他……试图加给催眠的神秘色彩。

莎：谢谢你。

艾：我真的很感谢你。你现在完全清醒过来了吗?

莎：嗯。

艾：很好。现在，你认为我们是否应该……请你和别人换

　　个位置。

莎：当然。

艾：好的。

艾：穿蓝色洋装的女孩。

艾瑞克森要莎莉闭上眼睛、做一个深呼吸、再清醒过来，

结束了第四次的催眠后，再次和莎莉握手。这里的握手动作和

前面的握手引导动作联结在一起，艾瑞克森在握手时"好像

（as if）"第四次的催眠没有发生过一样，而这个"好像没有

发生过"的暗示，会让莎莉感到第四次的催眠真的没有发生过，

而引发了失忆的催眠现象，这是引发失忆很强有力的技巧。

失忆是一项关于记忆可塑性（plasticity）的能力，艾瑞克

森并没有确认这次失忆的催眠现象，而是让莎莉保留这次的经

验，留待她在往后以某种间接的方式自己发现。这也是艾瑞克

森的风格，被催眠的当事人或许会在很久以后，才不经意地发

现自己拥有这项能力，而当他发现时会很自然地重新想起这次

的催眠经验，并且会在心中回荡一些时间，如此反而对当事人有更深刻的影响。

艾瑞克森感谢莎莉帮忙，给予莎莉再一次的自我建立，将功劳归于莎莉。最后询问莎莉是否可以结束这次的示范并且换人，同样地将决定权交给莎莉，结束了和莎莉的这次催眠示范。

接下来，艾瑞克森将和一位困难的女性个案做催眠示范，他非常紧密地跟着她，并且非常精准地为她做催眠，在短暂的互动过程中示范可以呈现的催眠现象，同时又尽量提供对她的治疗。杰·哈利曾说过："有两种抗拒催眠的方法，一种是不合作，另一种是过度合作。"这位女性就是以过度遵从（over compliance）来抗拒催眠。和上一位个案不同，她非常不合作，在示范过程呈现许多不一致的现象，这显示她具有相当困难的人格。

艾：告诉我，你以前是否进入过催眠状态？

女：我认为如此。

艾：你认为如此。

（伸手慢慢将她的右手抬起，同时保持和她的眼神接触）

艾：之前是谁让你进入催眠的？

女：亚诺夫斯基医生。

艾：亚诺夫斯基医生？他人真的很好。

女：我很享受。

艾：你很享受。

女：嗯。

艾瑞克森以和莎莉相同的第一个问句和这位个案互动而得到一个不确定的答案"我认为如此"，这个不确定的答案反映了她的怀疑和不愿意承诺。艾瑞克森仍然保持稳定的态度继续工作，抬起她的手并且保持和她的眼神接触，同时继续和她对话，这么做可以减少对抬手动作的注意，达到解离的效果。谈论之前进入催眠的经验，会自然地让她再次进入催眠状态。

艾：而你认为什么时候你将为我进入催眠？

女：从我手臂感觉的样子，我想我现在可能已经进入了。

艾：从你手臂感觉的样子，你可能已经进入了，就是现在。

艾：你的手臂感觉到什么样的差别？

女：它刺刺的（It tingles.）。

艾：它是单独的（It's single.），它和你分离了。

女：不，它刺刺的，是，它刺刺的。

艾：只是完全地单独的。

女：不，不，它刺刺的。

> 我的手……好吧! 现在, 或许它是单独的,
>
> 它似乎不像以前一样那么是我的一部分。

艾瑞克森使用了一个含有假设前提的问句, 这个假设前提是 "你将为我进入催眠", 留给她思考的只是什么时候。她的回答同样是不确定的, "我想我现在可能已经进入了。(I imagine that I might be in one now.)"。艾瑞克森接受了她的回答, 并将她的话转变成一个指令, "你可能已经进入了, 就是现在。(You might be in a trance right now.)"。他将副词now改为right now, 同时加重说话的语调, 以嵌入命令的方式把 "就是现在" 变成指令。

接着他询问她的手臂感觉到什么差异, 她的回答是 "刺刺的", 艾瑞克森把她的话运用音韵联结 (clang association) 改为 "单独的", 将她的意识混淆, 造成她的困惑, 并且作为解离暗示的指令。刚开始她反映了她的困惑, 后来她部分接受了艾瑞克森暗示的话 "单独的", 但仍然表现了她不合作的特质。艾瑞克森得到她部分的合作, 以此为接下来的工作铺路。

艾: 告诉我, 你的眼睛是睁开的吗?

女: 睁得大大的。

艾: 你确定?

女: 现在我确定。

艾：现在你确定，还是那么确定吗？

女：是的。

艾：他们正在闭上吗？

女：还没。

艾：你确定？

女：是的。

在这一段艾瑞克森让她把注意力放在她的眼睛，预告接下来即将发生的事。他问她眼睛是否是睁开的，她回答是睁得大大的。艾瑞克森马上丢出对她的怀疑，同时自己眨了一下眼睛，她很坚定地回答确定，艾瑞克森继续提出他的质疑，同时自己又再眨了两下眼睛。她持续表示确定眼睛是睁开的，但开始慢慢地眨了好几下眼睛，言语上展现不合作，肢体动作上却又配合艾瑞克森，再次显现她不一致的人格特质。

艾：现在完全地，完全地……而且继续完全地，

完全地闭上。完全地闭上，现在。

做一个深呼吸然后进入一个深层的催眠中。

艾：而在未来任何的催眠，无论是医学或牙科的，

我希望你会完全地享受。

而我希望你绝对、绝对不要用催眠来娱乐别人，

而是教导他们，并且让他们能够更了解。

在她有眨眼的反应之后，艾瑞克森开始说："完全地，完全地"。这是会令人困惑的沟通，他是要她闭上眼睛还是进入催眠，他表达得并不清楚。她持续缓慢地眨眼，艾瑞克森则有耐心地等待，直到她完全地闭上眼睛。"做一个深呼吸然后进入一个深层的催眠中。"是隐含原因的句型。接下来的暗示则一方面是关于催眠的医学教育，另一方面又是对她的治疗，希望她不要用催眠来娱乐他人。

艾：你介意我谈论你吗？

女：不介意。

艾：这不会让你清醒过来，是吧？

女：不会，当你在催眠时不会。

艾：当你在催眠时不会。但你可以对我反应，对吗？

女：是的，我可以。

艾：而你周围的一切似乎都非常的不重要，不是吗？

女：是的，我只注意到你的声音。

艾：你只注意到我的声音。那就够，真是这样吗？

女：噢，是的。

艾瑞克森开始和她对话，询问她这样的对话是否会让她清醒过来，接着艾瑞克森借由提到她可以对他反应，为之后的负性幻觉暗示做准备。在这段的对话中，她在言语上的回答是顺从艾瑞克森的，肢体动作看起来她像是在催眠状态，但她说话的语调听起来却不像在催眠状态，同样展现她不一致的特质。

艾：因为我们在这里是为了医学的目的，要示范许多不同的事。

所以接着做一个深呼吸然后清醒过来，

获得完全的休息、清爽，并且充满活力。

艾：你仍然认为你是完全清醒的？

女：嗯，不，我不认为，我无法将手放下。

艾：你无法将手放下。

女：不行。

艾瑞克森得到她在不同层面的反应，所以说"示范许多不同的事"。而在请她完全清醒过来时，她却说她的手放不下来，所以无法完全清醒过来。她在抬手的部分合作，但在清醒的部分不合作，又是不一致的表现。

艾：你的意思是你的手仍然是睡着的？

女：是的，它睡着了。

艾：让我们改变一下。

让我们叫另一只手睡着，

感觉如何？

　　女：感觉另一只手现在睡着了。

　　艾：感觉另一只手睡着了。

　　女：嗯。

　　当她让右手停留在半空中来抗拒艾瑞克森，艾瑞克森做了个小改变，他抬起她的左手停留在半空中，而让她的右手放下来。她继续抗拒艾瑞克森，但做了小改变。这样的原则可以用在治疗强迫症中。当强迫的症状存在时，通常是无法要求强迫症状停止的，但是让强迫症状做微小的调整常常是可能的。例如，强迫症状是数数字时，我们并不需要停止数数字这个症状，而可以改用汉语、英语或日语来数数字，如此，强迫的症状并没有停止，但是已经获得控制，并且有了小改变，而这个小改变持续一段时间之后可以再做另一个小改变，最后强迫的症状就可能得到控制或消除。艾瑞克森学派对于心理治疗的定义是，改变习惯的行为模式，而这个改变不一定是正面的。

　　艾：你的眼睛完全清醒吗？

　　女：是的，我认为它们是。

　　艾：你认为它们是？

　　女：嗯。

　　艾：你确定？

女：现在我确定。

艾：开始有怀疑？

女：嗯，这种事你总是会有怀疑。

艾：你总是会有怀疑。

　　而所以当医生说："我怀疑你是否会痛。"

　　你的反应是什么？

女：我不知道，我不怎么会痛。

艾：这不是很好吗？

女：我认为这太棒了。

艾：这就对了。而即使你的牙医治疗你的时候，你也将不会痛。

艾瑞克森使用了她的话"清醒"来问她，而得到的仍然是不确定的回答，于是提到了她的怀疑，她的回答是"这种事你总是会有怀疑"。艾瑞克森不只接受了她的怀疑，还放大了她的怀疑"你总是会有怀疑"，并且重新架构了怀疑，医生会怀疑她的疼痛，把怀疑从原本具有的负面意含转变为正面意含，疼痛变得不那么严重，可以是舒服的。她对于这个突然的问题，一下子不知如何反应，没有针对问题而做了一个不肯定的回答"不怎么会痛"，艾瑞克森也接受了，并且提供了正面情绪的联结，她的回答就变成比较肯定的"我认为这太棒了"，艾瑞克森再将它扩大到牙科治疗的止痛暗示。

艾：顺道一提，只有我们在这里吗？

女：不是。

艾：你看到其他人吗？

女：不，现在我没有。

艾：只有我？

女：是的。

艾：这样足够了吗？

女：现在是的，是的。

艾：现在就足够了。

艾瑞克森完成止痛的暗示之后，突然又回到之前提到的负性幻觉，这个突然的问句会造成意识的困惑，而她的第一个回答并不同意艾瑞克森。他进一步测试她的可塑性，并局限在视觉的负性幻觉，她这次则附和了艾瑞克森负性幻觉的暗示，但她的表情显示似乎并没有出现负性幻觉，但艾瑞克森接受了她的反应，并以"现在就足够了"作为这一段的结束。

艾：现在闭上眼睛然后做一个深呼吸，然后完全地清醒过来，完全地。

女：当我无法将手放下时，我如何完全地清醒过来？

艾：当你无法将手放下时，你如何完全地清醒过来。

你知道你的手臂是完全的一部分。

女：现在我认为我醒了。

艾：现在你认为你醒了。

你知道你能和我合作真是非常非常的好。

最后艾瑞克森要她完全地清醒过来，而她睁开眼睛但左手仍停在半空中，并且笑着说："当我无法将手放下时，我如何完全地清醒过来？"艾瑞克森也笑着回答她："当你无法将手放下时，你如何完全地清醒过来。"并告诉她："你知道你的手臂是完全的一部分。"然后就往后坐下，用右手撑着脸、微笑看着她的手，耐心等待她把手放下，创造一种非语言的期待，当她的手放下一点他就微笑，最后她终于把手完全放下，艾瑞克森和她一起轻松地笑了。

确认她醒了，艾瑞克森告诉她"你能和我合作真是非常非常的好"。虽然她只是部分地合作，他指的是她在她的能力范围之内和他合作，让她对自己感觉良好，保有自我价值。

艾瑞克森对于催眠的定义是很有弹性的，而在以上的示范中，他借由与个案互动的催眠过程引发个案许多反应，让个案体验自身不同的能力，进而打破原有认知、意识和行为的固定模式，发现自己的弹性和可塑性。

本段催眠引导过程的录像由艾瑞克森基金会（The Milton H. Erickson Foundation）发行，并由杰弗瑞·萨德博士讲解，是学习艾瑞克森学派催眠及心理治疗很重要的教材。有兴趣的读者可向艾瑞克森基金会订购。

艾瑞克森基金会的网址：http://erickson-foundation.org/。

第七章

小兔子呼呼（Little Bunny Phoo Phoo）治疗

本章我们将研究杰弗瑞·萨德博士的一场临床示范，由萨德博士本人评论。DVD由艾瑞克森基金会（The Milton H. Erickson Foundation）发行，有兴趣的读者可向艾瑞克森基金会订购。

评论：这次示范会谈是1995年在拉斯维加斯举办的心理治疗演化会议当中进行的。包括我❶在内的讲师群，给我一个机会进行一个小时的临床示范。个案是参加会议的治疗师。

在此之前，我对于这个个案一无所知，她在这次会谈开始之前不久，才自愿成为示范的个案。会谈进行的会场有七千个座位，原本是举行拳击比赛的场所。大约一千人出席这场亲密的心理治疗示范。

个案卡萝，一位中年女性，表示她想要停止"咬指甲"的坏习惯。但是，就如我们会看到的，这并不是简单的习惯问题。

治疗一开始，卡萝坐在自己的手上。

杰夫（杰弗瑞·萨德）：好的，卡萝，你自愿参加本次

---

❶ 本章中提到的"我"，指的是杰弗瑞·萨德博士。——编者注

临床示范是因为你有的这个问题，即使现在你好像也正隐藏着。请告诉我，你需要完成的是什么？

卡萝：我不是很确定我需要完成的是什么，但明年我将要在会议中报告，这让我很紧张。

杰夫：那是国外的会议吗？

卡萝：是的，而它本身就让我感到非常焦虑。我总是在隐藏，我对我的指甲感到羞耻。它是一个习惯，我已经尝试了好多年要把它戒掉。它象征某件事，而我持续对它努力，而我不知道该拿它怎么办？

杰夫：你如何对它做努力？你做过治疗吗？

评论：卡萝来到舞台上，表示她有一个习惯问题。我询问她过去的治疗经验，使用的是来自我在精神研究机构的短期治疗中心（Brief Therapy Center of Mental Research Institute）训练时学到的风格：如果你知道过去的治疗行不通，你就知道不要做什么。

卡萝：我对它做过EMDR（Eye movement desensitization and reprocessing，快速眼动脱敏再加工），一点点。我已经做治疗十来年（umpteen years）了。我做过一些完形工作。但是这是我生命中，让我能够说自己是完整和正常的最后一件事。

杰夫：然后你就麻烦了。如果你把这个治好，你就没有任
何借口了。

卡萝：对的。

杰夫：你就被困住了。你从此会过着幸福快乐的生活。

评论：我这么说是为了降低紧张，当时我们两个都相当紧张。

卡萝：对啊！变得很有生产力、很健全之类的。帮助很
多人。

杰夫：然而你的感觉是你一直挂在这儿。

卡萝：我被它烦死了。它就好像是阻止我前进的最后一件
事。它把我搞疯了。而我想它正是像我妈一样仍然
阴魂不散，或是我仍然紧抓着我妈的唠叨不放。

杰夫：你的意思是？

评论：让我们思考卡萝的"姿势"，她重视的是：第一，
重视精神动力观点的洞见，例如她描述"仍然紧抓着我妈的唠
叨不放"。第二，她显得比她的生理年龄来得年轻，例如她谈
到已经治疗"十来年（umpteen years）"。第三，她说话时使
用了许多隐喻。第四，她的认知风格是马赛克式、而非线性式
的。第五，焦虑是一个明显的问题，她的谈话弥漫着焦虑。

卡萝：好像，我可以折磨自己。我可以用一些我犯的过错
把自己逼疯，真的感到羞愧，感到非常害怕。它总

是让我感到羞愧。

杰夫：你成年之后，让指甲生长最久的时间有多长？

评论：这是一个有趣的问题。它以正向的语言陈诉，而且有一点大胆。我假设她自己有一个解答，我对吸烟者或任何形式的成瘾者都可能问同样的问题。

卡萝：我不记得，几年前，我也不记得当时发生什么事了。

杰夫：而你让指甲长得很好。

卡萝：它是正常的，我就像个淑女。

杰夫：而你让它们维持正常了多久？

卡萝：大约两年，或是三年。在我人生不同阶段，我真的做到了。

杰夫：让我们从另一个方向考虑，让我们说有一种快感，有某种内在的快感是你会得到的……

卡萝：一点快感都没有。

评论：当我询问她内在的快感，我正在思考一种我用在不同成瘾问题的可能治疗。任何从这个习惯获得的快感，或许能够借由催眠重新创造出来。我可能有办法找到一个催眠替代品。或许我可以教她自我催眠，让她找到同样的快感。或许我可以找到一个替代行为，让她从中找到同样的快感。

接着，我改变我的"姿势"，变成小王子的姿势。在圣埃克苏·佩里（Antoine de Saint-Exupery）的书中，一旦小王子心中有一个问题，他会继续问这个问题直到获得答案。事实上，它不是一个建设性的选择，因为虽然我继续问这个问题，却得不到更多有价值的信息。很多时候，小王子策略会引导出治疗方向。有时，我得到好的反应。这次，我的台词变成了死胡同。它没有价值，但并不干扰治疗。我仍然建议我的学生重复询问重要的问题，而不要接受最初的答案，通常可以得到好的反应。

杰夫：没有快感？如果我们说有的话，那个快感会是什么？你怎么做的呢？你怎么咬指甲？

卡萝：像这样，把它们撕下来。

杰夫：用撕的，不是用咬的。

卡萝：有时候，用撕的，用咬的。

杰夫：那个快感是什么？

卡萝：我想那真是我的焦虑，我有巨大的恐惧，好像是地底下的小溪。

杰夫：而某部分的你会想到，或许它暂时像一条小溪……

卡萝：它真的是一条小溪。

评论：这是一个启发，我常会使用的小花招，减少围绕着问题的情绪。"所以，某部分的你认为它稍微减缓了些。"相对地，我常加强正面的情绪。如果卡萝告诉我："我感到舒服。"

我会回应她："你感到非常舒服。"如果她告诉我："我感到焦虑。"我会说："某部分的你感到焦虑。"这个模式是为了减少负面情绪，增加正面情绪。

> ……它不是低调的小溪，它像是湍急的溪流。我学会隐藏得非常的好，所以大部分的人甚至都不会注意到，但是我知道。

杰夫：你认为在这撕裂的机械动作中存在着任何快感？

卡萝：我并没有察觉。可能撕裂让我感觉良好。我想要撕裂很多人，而那真是不乖（a real no-no）。

评论："真是不乖"是一个像孩子般说话的例子，小女孩的行为。注意，我们从一个咬指甲的"小"问题开始，突然一个源自人格的复杂议题浮现。

同时，她更多的人格方面变得明显：她倾向夸大，还有她的小女孩行为。简言之，这些方面有许多可以在本次治疗中操作的。我的启发是：停留在症状上。遵循艾瑞克森的建议，症状就像是水壶的把手。症状不是症状，但就像是水壶的把手。如果你想要操弄水壶，你需要操弄把手。所以，即使许多事情正进行着，我会集中在症状上，而试着不被浮现出来的大量材料压垮。

杰夫：怎么说？

卡萝：好的，恶劣是不好的，而我必须是好的。并不是我
必须是好的，我想要是好的。我喜欢是好的，而我
乐于喜欢别人。事实上，我喜欢爱别人，所以想要
撕裂这部分的我对我是不好的。

杰夫：好的，你刚刚谈到在维也纳报告的事。为什么它如
此重要？维也纳的报告是什么时候？

卡萝：七月。

杰夫：你还有很多的时间。而为什么在此之前你必须治疗
好这件事如此重要？

评论：突然，我问到一个贴切的问题，一下子她被强烈的
情绪笼罩。

卡萝：我现在感觉非常恐慌。

杰夫：你往前想到七月在维也纳，而然后你开始——不再
平静，你也很擅长隐藏那个恐慌，因为我差点也没
有真正注意到。

卡萝：我的心脏跳到快疯了。它代表胜利的完成……我发
现我在大战的时候开始咬指甲。你知道当时我们离
开欧洲，我是大屠杀的幸存者。我发现那是它开始
的时候，战争期间炸弹一直轰炸。十分恐怖，而我
去年重新经历那样的恐怖，而从那时候开始，咬指

甲完全失控了。

杰夫：有什么？我没有听清楚？

卡萝：去年。

杰夫：你如何重新经历？

卡萝：我重新经历，因为我去了荷兰，我去了安妮·弗兰克博物馆（the Anne Frank Museum），那天下午我去库肯霍夫花园（Keukenhof Gardens），它是……然后他们……（卡萝松开她的围巾）

杰夫：你让自己舒服点很好。

卡萝：他们偷了我的护照、机票和我的钱，我找不回来。因此我焦虑发作了，而我有点像是经历了小时候的体验。我重新体验了啜泣和惊吓。因此我了解我的父母走过的艰难时刻，而原谅他们，因为他们无法取得护照无法离开。去维也纳，也是我的家人被抓进奥斯维辛集中营（Auschwitz）的地方，和所有一切。所以这一切结合起来，不再咬指甲代表着征服、征服某件事、征服我经历的。而如果我无法完成，我将会失败，而我将会……我不知道。我可能会死在奥斯维辛集中营……或是之类的。也许我将会是一……我不知道。

杰夫：好的，我会把你治好。

卡萝：太好了，别走。

杰夫：不，我不会走。我保证把你治好。某种方法将毫无
疑问地，让你处在一个你绝对不想撕你的指甲的情
境中。

卡萝：那听起来很棒。

评论：我"保证把你治好"。现在有一个问题，我真的可
以吗？我们的治疗只进行了10分钟。

卡萝呈现马赛克式的大量材料。精神分析师可以对她呈现
的所有材料做五年有趣的诠释。对这样大量焦虑的个案，我的
启发是亲切，但坚定而有指导性。因此我尝试形成一个"骨架
（spine）"好让这个人在周围可以感到稳定。

接着，我加入戏剧性事件，我"保证把你治好"，但我
将它摆在一边，我不直接给她。我在打地基，创造期待，我在
构造一出戏。如果我知道治疗往哪里走，我可以是戏剧性和策
略性的，构造分段的步骤。我的方法有点像下棋：我们已经开
场，而我宣告了结局。现在，我只是构造通往结局的步骤。

为什么我可以这么做？这是因为信心（faith）的启发。治
疗师的位置可以是无条件的信心。有两种信心：信心一和信心
二。信心一：我知道在她的历史中存在着资源，我对卡萝有信

心。她已经告诉我有两年的时间她可以不撕指甲。因此，我有很好的理由拥有信心。

信心二：是我有信心无论她给我什么，我都能够适当地善用。我可以善用她孩子般的风格；我可以善用她是犹太人；我可以善用她的焦虑；我可以善用她的隐喻风格；我可以善用她的马赛克风格。她有什么我就善用什么。我当治疗师时的位置，我尝试和个案沟通的是"当然你可以改变"，或"当然你可以适当地调适"。我正企图进行大胆的一次性疗愈（one-session cure）。而且，为什么不行？听着卡萝在一大群观众面前揭露她的生活，还被录像。她在舞台上对着上千个治疗师揭露自己。如果她可以冒那样的危险，我也可以冒类似的危险。

我告诉她保证把她治好，我好像有这么一个方法。它还没有真正成型，我只有一个大概的想法。但我有信心能够将那个想法变成一次治疗。

> 杰夫：等会我会告诉你。首先，就你告诉我的总共有三个部分，而因为你是非常聪明而且有洞见的人，让我们花一些时间直接谈谈。有一条地底下的小溪，是你一辈子都在应付的。
>
> 卡萝：是的，一直是。
>
> 杰夫：而那是我们可以努力的。

有一个撕裂是你一直在做的，而那是我们可以努力
的。然后，还有一个倾向，是你想要有大的感觉，
而那是我们可以努力的。

卡萝：听起来很棒。

杰夫：所以，不知怎么的，其他那两部分——地底下的小
溪和大的感觉，它们在你心中纠结在一起，成为你
一直在做的撕裂的部分？我正在问你。

卡萝：是的，因为它是如此强烈。

杰夫：什么如此强烈？

卡萝：我的任何感觉都是如此强烈，所以一种我可以控制
强度的方法就是撕裂——不管什么。

杰夫：这个当下你做了什么？因为这是一个强烈的情境。
我们正处在一个不寻常，或许棘手的情境，你现在
如何控制那些强烈的感觉呢？

卡萝：事实上，我放了一个泡泡在我们周围。

杰夫：哇！真了不起！

卡萝：一个小房间，没有其他的人在这里，除了你和我。
那很好，我感觉很棒。

杰夫：多么聪明！

卡萝：我们好像在一间小圣殿里。

杰夫：我想要再多了解一点。你想停止咬指甲，而这个习惯源自早年在欧洲，当时一个聪明的小女孩遭遇庞大的强烈情绪，不知道该怎么办，结果她改不掉这个撕裂的想法。而你将它带到长大成人之后。

卡萝：它是过时的，那就是所有的问题。完全过时的，而它把我搞惨了。

杰夫：它是过时的，但感谢上帝，有这些过时的问题。因为如果病人没有将过时的问题带到现在，你我都得找一份正当的工作过活了。

卡萝：你说得对，那是事实。但它仍然是个困扰，它真的是我生命中的一大困扰。

杰夫：而有一个拉力让你坐在你的手上，让你的姿势很笨拙。

卡萝：……而总是在隐藏，好像我有一块总是需要隐藏起来。那是我一直在做的。

杰夫：你觉得你应该如何克服这些？撕裂是你应该慢慢或逐渐克服的？或是你应该突然克服的？

卡萝：快速。快速地完全放弃，如同我可以跳入全新的系统。

杰夫：但它将是一种很棒的骄傲感觉。

卡萝：噢，天堂，就像地球上的天堂。

杰夫：也许虽然如此，而你逐渐克服它也是可以的。

评论：我就像舞台导演。在我的舞台上，我需要道具来执行戏剧。此刻，我正在装饰舞台，把"玩具"放在位置上构造戏剧。因为我知道往哪里去，我有许多机会装饰舞台。一个机会是她可以逐渐克服她的问题，所以我要那个想法放在她的舞台上。接着，我快速转换到另一个道具。

杰夫：你知道，这有点奇怪。也许是另一个习惯的比喻，像过度饮食。如果你在这里过度饮食，结果要付出代价，但你在很久之后才付出代价。你不必立即付出代价，因为你有机会得到立即奖赏，过度饮食的满足感。但你必须稍后付出代价，在第二天或数周后，你看着镜子或穿衣服的时候。

评论：代价的想法是另一个我做治疗需要放在舞台上的玩具。如果代价距离问题很远，会很难停止那个习惯。

卡萝：我也有了。

杰夫：我认为那也是相同的，你从小溪获得立即的解放，但结果在之后付出代价。

卡萝：对的。

杰夫：而我要建议的是有关我刚才谈到的保证治好。我们可以做的其中一件事，是我们可以改变，让撕裂和代价的距离缩短。

我在想的是，有些方法来调整行为，你可以用奖赏、处罚和忽略来调整行为，不再增强它。某种原因，你的问题经过时间已经有点结晶了，凝固了。就像钻石，非常坚硬。然而，如果我们加入某个东西、小小的技巧，在正确的方面，它就会破裂，你就可以自由了。但也许首先需要改变的是你的没耐性。你是这么没耐性，想要马上完成。

卡萝：那会是梦想成真。

评论：我在舞台上放了更多的道具：我们可以改变增强物或是加入处罚。

杰夫：而我可能建议你的是我们可以做些事，帮助你比较缓慢地改变。在我们那么做之前，我要你从另一个方向思考。如果我要你给我五个聪明的借口——适用于卡萝的借口——五个聪明的借口来撕下一小块指甲。而你不只会撕指甲。

评论：这是关于习惯的好问题，给我五个抽烟的好借口，给我五个喝酒的好借口，五个用药的好借口。之所以用这种方式，是因为你能把辩解的基础暴露出来，这个人必须公开地把坏习惯的辩解大声说出来。如果他们把辩解说出来，他们会听到它有多么愚蠢。如果他们在脑海里说，他们不会了解他们的辩解是愚蠢的。但是当他们公开地大声说出来，他们将会了解他们的辩解有多么的荒谬，这是我希望的。所以它是一个令人陷入困境的技巧。如果你让辩解公开，就很难辩解。

杰夫：那很可怕，呵，我往前，你就退缩……

评论：我观察着她的非语言行为，所以我说我往前你就退缩。我要她了解，我非常密切地观察，而我甚至注意到眼角余光看到的细节，例如：我谈到她破坏了指甲生成组织。

杰夫：撕裂的五个聪明借口。不仅是指甲，你还把表皮往下推，是吧？刚才我看了一下，看起来你好像做了些……

卡萝：好吧，我做的是，把它们往下推让它看起来长一点。

杰夫：你做的是破坏一些指甲生成组织，因为你的指甲上面有一些隆起。

所以，什么是合乎你的智慧的四五个聪明的借口，好让你可以撕下一小块指甲？你会在脑袋里说什么为你那么做辩解？

卡萝：不够。

杰夫：不够什么？

卡萝：撕得不够。

杰夫：好的，另外的借口是什么？

卡萝：我不懂你说的借口是什么意思？

杰夫：你如何辩解？我的想法是：你自由了两年，那两年你是个淑女。你为了这个问题做了些事，而过了两年，不知怎么的你又失去了。

卡萝：我的生活变得太好了。

杰夫：好的，所以那可以是你撕裂的借口，我的生活变得太好？

卡萝：噢，我懂你的意思了。

杰夫：我想要确认……

卡萝：我的生活变得真的很好。

杰夫：那如何成为撕裂的借口？让我们把它当真。

卡萝：我不应该拥有那么好的生活。

杰夫：堪那候拉（Kinehora）❶？

评论："我不应该拥有那么好的生活"，而我说"堪那候拉"。这到底在做什么？我对她说犹太话，因为舞台上的一个玩具是她必须知道我是犹太人。她终究要知道，但我要她毫无疑问，所以我说了一个犹太语的俗语"堪那候拉"，那是一个

---

❶ Kinehora 是三个犹太语词汇的缩写：Kayn, ayin 和 hara，字面意思是"没有邪恶的眼睛"，意指避开邪恶的厄运，是相当于"老天保佑"这样的祈求好运的话语。——编者注

迷信。当我的祖母还在世的时候，如果她说："我的孙子做得很好，他是个成功的心理学家"，她就会接着说："堪那候拉"，在手指头间吐口水，而这么做的意义是不招惹恶毒的眼光（evil eye），坏事就不会发生。

所以我必须让她知道，同时借由将它变成旧世界、老一辈的迷信，以减轻那个信念。现在，请注意，我的姿势改变了，刚开始我很稳定，我问她问题。现在，我掌控治疗，引导治疗的动向。这是一个艾瑞克森学派的姿势。我掌控、我发动、我引导治疗的方向。

卡萝：堪那候拉——美好的生活。

杰夫：给我另一个借口。

卡萝：它让我无法前进，它让我失败。上帝禁止我完全地成功，百分之百地。

杰夫：堪那候拉。好的，还有呢？给我另一个借口。

卡萝：上帝禁止我太性感或有女人味。我妈真的会疯掉。

杰夫：所以这让你保持谦卑，不让你太优秀……

卡萝：那是个好的转折，让我谦卑。哇！让我失败，让我谦卑。

杰夫：让我们很快地做点事，因为你有完形治疗的经验，可以扮演这个部分吗？可以吗？

卡萝：嗯。

杰夫：我们这里多一张椅子，就用它吧。让我们说我们把卡萝的指甲放在这里。我们把撕裂者放在这里。这是撕裂你的部分。我要你做的是，换个位置，过来坐在这里。扮演撕裂者。在那个位置上夸大点。我要撕你的指甲，我要让你谦卑。噢，你确定要她那么靠近吗？

卡萝：是的，我要她在附近……

评论：两个启发在这里进行着。启发一来自弗利兹·坡兹（Fritz Pearls）关于焦虑症的观点：如果你处在恐惧中，就扮演那个恐怖分子。如果你感到恐惧，就扮演那个恐怖分子。对于做关于怪兽噩梦的孩子，我都会让他们扮演怪兽，我都会和他们这样做。如果人们感到严重的焦虑，并处于受害者的位置，我让他们扮演加害者。扮演令你恐惧的部分。如果这个人害怕飞机，扮演令你恐惧飞机的部分。

启发二：夸大。所以如果她是一个恐怖分子，我要她夸大那个部分。毕竟她已经很会夸大了，所以不会太难。然后她做的是把卡萝移近一点，是吧？她把椅子拉近一点。

此时，我不喜欢，因为我的心态是建立距离。我错了，建立距离是错误的治疗。所以她把它移近，而当她那么做，我说："你确定要她那么靠近吗？"我的心留在当下纠正了我的错误。她说："是的"，所以接着我回到夸大的启发，而我说："好的"，我把椅子拉得更靠近。即使我有错误的想法，我依然能够停留在夸大的启发上。我并不知道它是否能帮助我，我不知道它是否会引向一个解答，我只能试试看。

　　……我要撕裂你，你绝对没有权利在这个世界上变伟大，做一些重要的事。我将会阻止你，你没有权利变得那么有女人味。我将会把你撕烂，我将会把你撕烂，我将会把你撕烂！

杰夫：好的，停下来看一看。过来这里。做卡萝。对她回应。

评论：再一次，我尝试放置界限、结构，错误的想法。

卡萝：（讲话音量变大）你不会把我撕烂，你不会的。我将会和你奋战到底。

杰夫：你那么说的时候，把腰杆挺直。

评论："你那么说的时候，把腰杆挺直。"另一个小花招。我不要她在小女孩的位置那么说，我要她在一个赋能的姿势那么说。所以我要求她在一个赋能的姿势再说一次。

卡萝：我想要把这个部分击退。我要和你奋战到底，你不会得逞的，你不会得逞的。

杰夫：再一次，大声一点。

卡萝：你不会得逞的。你会一次又一次地尝试、尝试、尝试，

再尝试。你可以把我推倒十次，但你不会得逞的。

杰夫：你小时候讲的母语是什么？

卡萝：法语。

杰夫：用法语说。

评论："用法语说"，这就好像改变历史。从退行的位置，
她得以经验赋能，"用法语说"。我不懂法语，我不知道她会
说什么，但我要她从赋能的位置说出来。

卡萝：（用法语）我不知道怎么说才对。

杰夫：我有感觉了，那才是重要的。回来这里。

她说："我不会让你得逞。"

你的回应是什么？

卡萝：（用法语）

杰夫：用英语告诉我，你对她说什么？

评论：糟糕的想法！我可以犯那么多的错误而仍然把治疗
做好，多么棒啊！她没让我的错误阻碍她。我有结构和界限的
想法。我试图让赋能的部分用法语呈现。我试图在界限后面让
迫害者变弱。它是个错误的想法。她知道她需要用法语说，而
幸运地，她继续了，而幸运地，我为她的继续让路了。现在，
如果你懂得法语，你会了解她说什么，我要在后来才了解她说

得有多么严重。

卡萝：你不可以做你想做的事。

杰夫：我要把你撕烂。好的，帮她填完这个句子。我要把

你撕烂，除非你……

现在请你用英语。

评论：错误的想法！但是了解迫害者这个部分的正确想
法。这么做，我有重新架构的机会，因为我将会询问内在迫害
者："我要把你撕烂，除非你……"，而通常会发生的是，那个
人会说："……除非你变强壮""……除非你勇敢地面对我"，
然后我可以重新架构迫害者的正向意图。所以那是我要去的地
方，我认为，尝试找到正向的意图，就像我们在神经语言程序
（NLP, neuro-linguistic programming）中所做的，但我只是以完
形的观点这么做，因为我熟悉完形治疗。我已经做了好几年的
完形治疗，而她也是。

卡萝：（用英语）我会继续把你撕烂除非你放弃。

杰夫：再试一次。我会继续把你撕烂除非……看还会出现

什么。

卡萝：我会继续把你撕烂……我会继续把你撕烂除非你，

我不想说那个字，除非你死……

评论："除非你死"。好的，回到我重新架构的想法。当你

有想要你死的内在部分，我看不出任何重新架构的可能性。现在，我必须发明一个新的想法。

……我会继续把你撕烂除非你死。

杰夫：好的，请回来这里当卡萝。

卡萝：你绝不放弃。你绝不放弃。你将不会获胜。你将不会获胜。你会试着把我撕烂、把我撕烂，但你将不会获胜。你总是阴魂不散。你已经和我战斗这么久了，而你将不会获胜。

杰夫：用法语再说一遍。你将不会获胜。

卡萝：（用法语）我不知道怎么说胜利。

杰夫：好的，卡萝，这么做。请过来站在那里一会儿。很好。以治疗师卡萝的角色想想这两个部分。思考这两个部分一会儿。然后告诉我，你会怎么分配能量。如果有百分之百的能量，它会是六十比四十，或是七十比三十，或是五十比五十？你会如何分配这两方的能量？

卡萝：这个不能那么大声；这个要大声一点。

杰夫：所以给我一个数字，你会如何分配能量？

卡萝：九十比十。

评论：现在我是胜利者。我已经做这个工作十年了，而我从来没有遇到任何人说九十比十。九十比十是你可以得到最好的结果。然后，我们扭转了形势。

现在，至此你看到了多少个杰弗瑞·萨德，而不只有这么多个杰弗瑞·萨德，你还看到了多少位我的心灵教父。你看到了弗利兹·坡兹；你看到了巴布·葛丁（Bob Goulding）；你看到了米尔顿·艾瑞克森；你看到了玛丽·葛丁（Mary Goulding）；你看到了卡尔·罗杰斯（Carl Rogers），你看到了史蒂夫·笛薛兹（Steve de Shazer）的刻度问题（scaling question）。

你看到了这么多大师都来了。所以我甚至不认为自己是艾瑞克森学派治疗师。我的脑袋里有许多的声音。我曾经是精神分析师，我的一位精神分析督导也在场，一位我在硕士课程的治疗老师透过我说话。我的脑袋里有这么多有趣的声音，某些幼小的想法出现；而我可能只是跟着它们，因为我信任我脑袋里的那些声音。

杰夫：请回来坐在那里。让我们暂时把她拿走。

卡萝：但她真的拿我没辙了，因为九十比十。她就像卡斯特的最后一击（Custer's last stand）。

评论："卡斯特的最后一击"是一个美国俗语，它是真正的最后一役。

杰夫：你介意我把她移走吗？或是你要自己来？

你的感觉是什么？当我在听的时候，我想到了莎士
比亚。

它喧哗又骚动（sound and fury）。

评论：现在，我们有米尔顿·艾瑞克森，而正常的时候我
是非常线性、讲求方法的人；而当我和她在一起时，我变得马
赛克式。突然，我谈到莎士比亚，而我对她说："当我在听的时
候，我想到了莎士比亚。它喧哗又骚动。"

现在，这是我说改变联结网络的意思。我正为那百分之十
提供一个新的联结。它不再是蓄意谋杀的，它喧哗又骚动。同
时，我知道台词而她不记得；但每一个说英语、聪明、受过教
育的人，都知道莎士比亚的台词"它喧哗又骚动"是一个白痴
说的话，一点都不重要。

现在，我不会告诉她剩下的台词：当我听到那个部分，
我想到了喧哗又骚动。我知道这是个催眠后暗示，因为我知道
将来的某一天，她会接触到完整的台词。而当她接触到了，突
然，治疗又会回到她的身上，治疗又会再度出现，而因此她将
会做出新的连结。

所以我带着意图这么放了一个病毒。这是一个小改变，一
个小小的计算机病毒，会改变她对那个内在苦难的观感。我定

义它是"喧哗又骚动"。如果我可以做一个小改变……

　　卡萝：喧哗又骚动，因为它失去战场。

　　杰夫：让我们思考一下子——你和我用一种有创造性的方式。让你和我做些思考。如果我们说，五个月、五年，或更久之后，那百分之十演化了，用某种方式，它成熟、成长，而且扩展成另外的某个东西。你想它会演化成什么？暂时，我们只是将它放在了一边……

　　评论：这是一个有趣的想法。它信任那个幼小的想法，我们暂时将它放在一边。让我们将它演化成另外的某个东西。这就像神经语言程序，我试图重新架构，用你有创造力的部分，思考那个唠叨会如何演化。接着，麦克风出现回音（feedback），我是米尔顿·艾瑞克森，我善用，而我开了个小玩笑："得到正面反馈（positive feedback）是很棒的。"所以我不会被房间内的技术问题干扰，而是善用它。

　　杰夫：你想象自己会是什么。使用你的创造力，你知道创造泡泡的部分。你会如何想象它演化成某种有用的东西？

　　卡萝：我对喧哗与骚动有个好笑的幻想，那是个游行。你知道的，就像第五大道的游行，当我到维也纳的时候，他们在游行中打鼓唱歌。我在维也纳是个指挥家。

杰夫：指挥家，我喜欢。

卡萝：维也纳的指挥家。

评论：我认为那是个很棒的时刻，因为我有勇气善用那个声音，而她也善用了，但是在潜意识中，而那正是我要的。我让这个部分演化成指挥家，可以在游行中带头，它是个影像，一点都不合逻辑，但我愿意和它继续下去。

杰夫：让事情简短些，帮我个忙。如果我的理解是正确的，告诉我。我们可以这么理解吗？那百分之十以撕裂的方式让我们知道她的存在。我们可以说，那百分之十的行为指标是你开始撕裂，那代表她又出现了。

卡萝：噢，没问题。你说得对，我了解你的意思。

杰夫：而在那个时候，你想要维护你的百分之九十，而同时你想要她演化成某种有潜力的指挥家。但当下，暂时性地，我们可能需要某个东西来帮助你，一个小的人工恒温控制，以防你冲得过头，太过情绪化了。待会儿我会回到那个部分，而我会再回到那个部分，为了保证把你治好，一个帮助你的辅助性方法。但我的心里有另一个想法。

卡萝：我爱那个喧哗又骚动，我认为那是最棒的。哇！

杰夫：好的，我有另一个影像。

卡萝：哇！那是如此的美好，因为那真是喧哗又骚动。你
　　　知道的。我不会再带着一大堆喧哗又骚动地撕裂自
　　　己。我爱那个。

杰夫：好的，我有另一个想法。而也许我可以要求观众帮
　　　我们一点忙。因为我不只有喧哗又骚动的影像，我
　　　还想到我女儿……

评论：突然，我想到我女儿。所以，我让这个唠叨变成喧
哗又骚动，我可以演化成指挥家，现在我想到我女儿；完全地
马赛克，和平常的我相较。

　　　……而我想到了一首儿歌，而它是这么唱的，要带点动
　　　作。它是这么唱的："小兔子呼呼跳过了森林，挖起了
　　　田鼠，敲了它们的头。好仙女下凡了，而她说：小兔子
　　　呼呼，我不想看到你，挖起了田鼠，敲了它们的头。"

评论：啊！你知道这首儿歌，不是吗？小兔子呼呼。这是一
首愚蠢的歌，所以它收录在迪斯尼的"愚蠢歌（Silly Songs）"
录音带里，而它是关于小兔子的。小兔子呼呼跳过了森林，挖
起了田鼠，敲了它们的头。好仙女下凡了，而她说："小兔子呼
呼，我不想看到你，挖起了田鼠，敲了它们的头。"

现在，我是个没有音乐细胞的人，唱歌会走音，正对着个案唱歌。谁在乎我的尊严；我会尽我所能治好这个个案，即使公开演唱。但我要往哪里走？她不知道我要往哪里走，但我知道，所以我将继续这个想法。现在，她亮出她的手，她和我关系很好，她不再隐藏。我正逐步建立我要去的方向。

杰夫：这是你的第一次警告。你有三次警告，如果你不遵守，我会把你变成呆子。

评论：仙女告诉小兔子呼呼，我不想看你做那些事，你有三次警告。如果你不听，我会把你变成呆子。

杰夫：第二天，"小兔子呼呼跳过了森林，挖起了田鼠，敲了它们的头。"好仙女下凡了，而她说："小兔子呼呼，我不想看到你，挖起了田鼠，敲了它们的头。"第二天，同样的事："小兔子呼呼跳过了森林，挖起了田鼠，敲了它们的头。"好仙女出现了，她说："小兔子呼呼，我已经给你三次警告。"噗，方向错误，噗，"你变成呆子。"

而这个故事给我们的教训是："今天是兔子，明天是呆子。（Hare today, goon tomorrow.）"

评论：我动作的方向错误，我说："噗"，但它并不是那个唠叨的方向，所以我接着转了个方向，我说："方向错误，噗，

'你变成呆子。'而这个故事给我们的教训是：'今天是兔子，明天是呆子。'"英文的说法是"Hare today, goon tomorrow."，hare就是兔子。但当你用英文听的时候，它是个文字游戏，因为英文谚语是"Here today, gone tomorrow."，"今天还在，明天就不见了。"这是我想要借由文字游戏引导的。因此我污染了这个唠叨，它不再是"邪恶、蓄意谋杀的"，现在它是"喧哗又骚动"，现在它是"指挥家"，现在它是"小兔子呼呼"。因此我正在改变她对那个内在部分的联结，她已经无法再以同样的方式思考了。

> 杰夫：所以我有个想法要征召你们，而你们可以帮助我们。你们知道歌词。而我的想法是，当你注意到她出现了，那百分之十溜出来要维护自己。是吧！而她开始撕裂，而你会有小小的幻觉，好像喧哗又骚动的想法，或是这首儿歌"小兔子呼呼"。你可以转向他们吗？跟我一起转过来。他们会像希腊合唱团一样地帮我们。

> 卡萝：好像比那个喧哗又骚动还大声。

> 杰夫：所以你会听到他们，是吧？

> 卡萝：是的。

> 杰夫：我要你记下来，如此在那个时刻你可以记得。

卡萝：希腊合唱团，支持性团体。

杰夫：准备好了？好的。一、二、三。

小兔子呼呼跳过了森林，挖起了田鼠，敲了它们的头。好仙女下凡了，而她说："小兔子呼呼，我不想看到你，挖起了田鼠，敲了它们的头。"（掌声）

评论：现在，她正在做对她的手很负面的事，我正在对她的手做好玩的事。这是艾瑞克森的启发，如果你有幻肢疼痛（phantom pain），你就可以有幻肢愉悦（phantom pleasure）。所以如果她可以对她的手做不好的事，她就可以对她的手做幼稚和好玩的事。我让她将手的能量用在不同的方向。

卡萝：噢，那真有趣。

杰夫：而对我而言，她就好像小兔子呼呼，对吧？

卡萝：嗯。

杰夫：所以现在，关于保证把你治好：当这个小兔子呼呼演化成指挥家，而将会有一个你我都不完全确定是什么的功能，我想到的是，将这个保证把你治好当作辅助方法。

我认为你有权利接受一次严肃的治疗，因为它已经是一个严重并且慢性的问题，而且你一直为它感到羞愧。而我认为一个严肃的问题应该有个严肃的治疗。治疗必须和问题一样严肃。

我将要给你一个真正艰难的治疗，同时也是一个可以给你小小空间的治疗。而它将会缩短处罚的时间。我认为这是你应得的，听起来很奇怪，但我认为你应该有权力撕裂你自己……而它是个幼稚的习惯，而你应该有权利为了撕裂自己而得到惩罚。

评论："你应该有权力撕裂你自己……而你应该有权利为了撕裂自己而得到惩罚。"这里的启发是，扩展选择，别把选择拿走，提供更多的选择。我不会限制她做那个行为。事实上，我告诉她，她有权利那么做，但她也有权力处罚自己。所以别把选择拿走，增加选择。

杰夫：我不认为你是提供惩罚的适当人选，所以我会是为你提供惩罚的人。可以吗？

卡萝：听起来不错，对我而言。

杰夫：我认为应该要有个小小的空间，因为我不知道你是否应该马上改变。所以小小的空间……

卡萝：我认为变魔术会很棒。

杰夫：借由我们刚才在这里，关于你的心理内在素材所做的，也许你可以办得到。但我想要有些行为的调整，而我可以提供你小小的空间。你要决定，我们可以就如何使用这个空间讨价还价。你应该有权利在一个星期之内撕三次，而那三次是免于惩罚的。现在，如果你想和我讨价还价，我最多可以给你五次，再多没有了。你有权利慎重地撕三次，而你会知道——不是两次。撕五次还是三次，你认为你有权利撕几次？

卡萝：四次怎么样？五次太多，而三次又太少。

杰夫：可以，我很慷慨。我和你达成协议，四次听起来很棒。你有权利撕四次，但到了第五次，你必须得到惩罚，而且你必须马上得到惩罚。

卡萝：不是跑十英里吧！

杰夫：不，不是跑十英里。更糟，比跑十英里更糟。

评论："更糟"，不是跑十英里，十五英里。不是跑十五英里，更糟。什么会更糟？我知道……

卡萝：更糟？

杰夫：你随身带着包包？

卡萝：是的。

杰夫：在包包中，我要你放三个信封，这些信封都写好地址并贴上邮票，而你要随时带着这三个写好地址并贴上邮票的信封。在第一个信封里，你放入一

块钱。它只是个象征的数目。你会知道的，数目多
少真的不重要。在第二个信封里，你放入五块钱。
再一次，它是个象征的数目，多少钱真的不重要。
在第三个信封里，你放入十块钱。而当你第一次违
规，你把第一个信封寄出去。第二次违规，你把第
二个信封寄出去。第三次违规，你把第三个信封寄
出去。所以你有权利……

卡萝：寄给谁？

杰夫：所以，你有权利违规，但你同样有权利为了每一次的
违规得到惩罚。再一次，这只是一个辅助的方法。
所以你可以违规十次，但接着你必须循环这些信
封。你必须把一块钱的信封放回去，而那将会是第
四个。你必须把五块钱的信封放回去，而那将会是
第五个。你必须把十块钱的信封放回去，而那将会
是第六个。知道了？你将随时带着三个信封。一旦
寄出去一个，你必须把一块钱、五块钱、或十块钱
的信封放回去。

卡萝：我知道了。

杰夫：……同时贴上邮票，写好地址。而且一旦有任何违
规，就马上寄出去。不可以有任何的延迟。你马上

得到惩罚，知道了？

现在，你将要稍微搜寻一下，该如何写上地址。我认为你应该能够很快地找到怎么写。

准备好了？

你要不要抓紧？

卡萝：嗯。

杰夫：我要你在信封上写上美国纳粹党的地址。

卡萝：你疯了吗？

评论："我要你在信封上写上美国纳粹党的地址"，而她告诉我："你疯了吗？"而我是完全的父母角色。她是孩子，我是父母；我告诉她该做什么。绝对地，所有一切都朝那个点发展；我知道我要去哪里。起初我并不确定我要到哪里去；我也没有信封。我不知道如何布局，但我知道我将会做些和美国纳粹党有关的事；所以我只是开始移动。

她必须知道我是犹太人，我才能做这个治疗，因为如果不是如此，我可能会遇到反向的感觉或是阻抗。她可能会感到我在打压她。当然，她知道我并不想要她捐钱给美国纳粹党，我不想要她做这个作业。

但再一次地，我污染了联结。原本她只能撕她的指甲，而现在每当她准备撕她的指甲时，她会想到美国纳粹党；撕指甲就不是那么有趣了。我只是污染了联结。

我不是真的要她做这个作业。我正在改变联结网络；我所做的一切都是使用她给我的。

杰夫：不，不。那正是惩罚。它是个严肃的问题，而一个严肃的问题值得一个严重的治疗。

卡萝：我不能那么做。

杰夫：噢，是的，你可以。

卡萝：捐钱给纳粹党？你疯了！

杰夫：不，你有权利撕到第四次。但如果你撕了第五次，你要寄一块钱给美国纳粹党。

卡萝：让我们改成十次。

杰夫：就如我说的，你是提供惩罚的错误人选。而我提供了保证把你治好的辅助方法，如果你让小兔子呼呼演化了。而为什么？因为我有小兔子呼呼的第三个影像，而为什么这个治疗是如此的正确。正常的情况下，我是不会说的，但因为你是个治疗师，而我们正在一个治疗的情境，我会很清楚地告诉你。我的影像是她不只是喧哗又骚动，她不只是小兔子呼呼，而她也是一个纳粹。你一直把这个小纳粹放在你的脑袋里。

卡萝：嗯。

评论：现在她逃不掉了。一旦我定义那个想要她死的唠叨是她脑袋里的小纳粹。她要撕指甲不再是件容易的事。我告诉她我可以将她放在一个不再想要撕指甲的情境。所以，我所做的一切就是将她放在那个情境，她将不想要撕。而她喜爱洞见。所以，我给了她最终的洞见，而突然她被强烈的情绪击中。她逃不掉了，因此她开始哭泣。

杰夫：所以这个惩罚是完美而正确的。如果你要荣耀你脑袋里的小纳粹，你就必须为了每次的违规付钱给美国纳粹党。

卡萝：我不懂为什么。我迷糊了。

杰夫：不，你思考一下。

卡萝：你敲中了什么，但我还弄不懂。

杰夫：没问题。你可以花些时间在上面。

卡萝：一开始我有点确定，但现在我又不懂了。我的感觉是，如果我一直有个小纳粹在我的脑袋里，不断地追杀我，一直是我生命里的事实。你如何了解到的？

杰夫：你一直都很棒。在一个困难的情境下，你一直开放地面对真实又私人的议题，而你已经展现出来了。

卡萝：所以，这就是为什么我脑袋里的纳粹一直要我死。

杰夫：有的眼泪是很棒的，某些眼泪正好洗去旧的伤痛。

你了解这个暂时的作业。而你了解它是一个严重问题的严肃治疗。而它是辅助性的，因为我认为你将会做更多的成长和发展的工作来演化那个部分。你知道，我们剩下的时间不多了，但还剩下一点点的时间。如果我们做一小段的催眠，把我们刚才处理的一些事情稳固下来，可以吗？

卡萝：嗯，我喜欢。

杰夫：……舒服的，而也许你可以，卡萝，就让自己安坐在椅子上……

评论：如果我们再多花三十分钟，我想要整理接下来浓缩的对话将会很困难。我所用的引导技巧是让她专注在解决办法的隐喻上。

所以，不用手臂漂浮作为专注的装置，而使用感觉作为专注的装置，我用了一个解决的隐喻。所以我要她有一个感觉，而且演化那个感觉，和小兔子呼呼的演化是平行的。顺着台词，因为好像现在我正对她读着诗，而诠释任何事都是不恰当的。

但你将会体会到如何使用引导作为解决的隐喻。因为，我要她不只意识上有演化的想法，催眠的目的是，她在潜意识里也有演化的想法……

……而你的手就在你的身旁休息，如此你的手肘正——放掉肩膀的压力。而接着，当你闭上眼睛，你可以在心里搜寻。如果你可以，卡萝，在心里搜寻。我要你发现一个特定的感觉，或许，你可以发现那个特定的感觉，某方面它可以就像你刚才说的泡泡。

而或许当你在心里搜寻，搜寻心里那个特定的感觉，你可以了解它开始发展。而那个特殊的感觉可以演化。我给了你一个困难的任务，但是你可以完成，而那个特殊的感觉可能在你的脚底演化，那个特殊的感觉可能演化到你的腿。而你可能了解到它正在成长的感觉。一种正在成长的感觉，甚至是你可能在身体里体验到的，那个成长中的感觉。卡萝，或许你能了解到那个感觉可以通过其他的方式发展，那个特殊的感觉。也许，甚至你能够发现它是种强烈的感觉。

评论：特定的感觉，到成长中的感觉，到强烈的感觉……

……那个强烈的感觉可能是你现在开始在你的脖子感受到的。而当它继续演化，你可以，卡萝，在你的头部体验到成长中的强烈感觉。就好像，你创造的泡泡，你可以创造那个成长中的感觉，在你的手臂、你的手腕……

评论：成长中的强烈感觉在你的手臂、你的手腕、你的手腕、你的手腕、你的手腕、你的手腕；但，我没说手指……

……而或许，那个成长中的强烈感觉可以有个韵律，如同你的潜意识，你的内心，是个领导，是个指挥，好像你正帮助自己了解到那个成长中强烈的感觉，突显出来，以方便的方式、就手的方式，就在你舌头的尖端。

而我不知道你的潜意识可以如何演化，卡萝，那个成长中强烈的感觉。但它是我希望你愿意探索的，而学习到你可以如何演化，卡萝，那个成长中的强烈感觉，此时此刻，彼时彼刻，再一次，再一次，再一次，再一次。

当你发现自己，更多的自己专注在那个成长中强烈感觉的演化。认识到，当我对你说话一段时间，特殊的当下、愉快、愉快的改变发生了。你呼吸的节奏改变了。你的眼皮周围有种非常美好的跳动感觉。你的肌肉张力改变了。身体的动作改变了。

或许感觉到你正向前迈进一步。或许感觉到你的脚离你的头更远了，或许感觉到左边的肩膀离右边的肩膀更远了。或许感觉到你的头变大了一点，但不是太大。而这一路下来，调整增大了你自己的感觉，卡萝，舒服的感觉。而那个演化，卡萝，那个成长中强烈的，卡萝，感觉。而你可能了解到，重量的感觉在你的手掌、你的手臂，会是这么的有趣。而这一路下来，你正学习到你自己的能力，帮助你享受这股流动，享受这股在内心深处的流动。那地底下的流动，那些演化成长中的强烈感觉。

而我要你花些时间真正地记得，用你自己的方法、用你自己的语言，那成长中强烈的，卡萝，感觉，演化，你是可以的。

而接着我要你，卡萝，开始让自己舒服地、轻松地清醒，让自己自在地、完全地清醒过来。让你自己完全地回到这里，现在完全地、全部地回到这里，卡萝，做一个、两个，或三个舒服的深呼吸。做一个、两个，或三个舒服的深呼吸，让自己完全地清醒过来了，回到这里，卡萝。

卡萝：好的。

杰夫：愉快？

卡萝：是的，非常。

杰夫：如果你想要的话，他们会给你一份录像。那是免费的，你可以回顾。

卡萝：真棒。

杰夫：你会完成治疗？三个信封？

卡萝：那真是惊心动魄，纳粹追杀我到今天。它真是惊心动魄。而它真的有效。我可以抱你吗？

评论：那就是了。这就是小兔子呼呼治疗。往后一年半的追踪，我不时会有她的消息。她的指甲长好了，有了建设性的改变，她不再恐慌焦虑。她寄给我一张她在女儿婚礼上的相片。她写信告诉我她过得很好，她女儿对她的正面改变感到很惊喜，她能够控制自己，不再被焦虑冲垮。

一次的治疗不可能再重复。它是我做过的治疗中最好的例子。我通常不做这么戏剧性或有趣的治疗，但那天正巧我有很好的组合。那是一个演化会议，我是组织者和讲员之一，我必须做个好的治疗，而我做了那个治疗，并且收到了效果。我的示范通常不会那么有看头，我的治疗也不会倾向于一次完成得那么好。